Roswitha Steinbacher

Perioperative Hypothermie der Katze

Roswitha Steinbacher

Perioperative Hypothermie der Katze

Zweckmäßigkeit der perioperativen Verwendung körperwarmer Infusionslösungen

Südwestdeutscher Verlag für Hochschulschriften

Imprint
Any brand names and product names mentioned in this book are subject to trademark, brand or patent protection and are trademarks or registered trademarks of their respective holders. The use of brand names, product names, common names, trade names, product descriptions etc. even without a particular marking in this work is in no way to be construed to mean that such names may be regarded as unrestricted in respect of trademark and brand protection legislation and could thus be used by anyone.

Publisher:
Südwestdeutscher Verlag für Hochschulschriften
is a trademark of
Dodo Books Indian Ocean Ltd., member of the OmniScriptum S.R.L Publishing group
str. A.Russo 15, of. 61, Chisinau-2068, Republic of Moldova Europe
Printed at: see last page
ISBN: 978-3-8381-2677-7

Copyright © Roswitha Steinbacher
Copyright © 2011 Dodo Books Indian Ocean Ltd., member of the OmniScriptum S.R.L Publishing group

Inhaltsverzeichnis

1.	**Einleitung**	5
2.	**Literaturübersicht**	6
2.1.	Allgemeine Thermoregulation	6
2.1.1.	Einleitung	6
2.1.2.	Kern – Schale	6
2.1.3.	Thermoregulation	7
2.1.3.1.	Thermorezeptoren	7
2.1.3.2.	Thermoregulationszentrum	9
2.1.3.3.	Regulierung der Wärmeproduktion	11
2.1.3.4.	Wärmeleitung und Wärmeabgabe	14
2.1.4.	Einflüsse auf die Körpertemperatur	17
2.1.5.	Normothermie – Hypothermie	19
2.2.	Einflüsse der Anästhesie auf die Thermoregulation, Entstehung perioperativer Hypothermie	20
2.2.1.	Thermoregulation und Anästhesie	20
2.2.2.	Perioperative Hypothermie	22
2.2.2.1.	Entwicklung perioperativer Hypothermie	22
2.2.2.2.	Phasen des perioperativen Temperaturabfalls	26
2.2.2.3.	Einfluss der Epiduralanästhesie	28
2.2.2.4.	Wiederkehr der Normothermie	30
2.2.2.5.	Folgen perioperativer Hypothermie	30
3.	**Material und Methode**	39
3.1.	Material	39
3.2.	Methode	43
3.2.1.	Studiendesign	47
3.2.2.	Statistik	47
4.	**Ergebnisse**	48
4.1.	Body Mass Index (BMI)	48
4.2.	Verlauf der inneren Körpertemperatur während der ersten 60 Minuten Anästhesie	48
4.3.	Einfluss der Raumtemperatur auf den Verlauf der inneren Körpertemperatur während der ersten 60 Minuten Anästhesie	53
4.4.	Einfluss des Ausmaßes der Rasur auf den Verlauf der inneren Körpertemperatur während der ersten 60 Minuten Anästhesie	56
4.5.	Evaluierung der Aufwachphase	56
4.5.1.	Dauer bis zur Extubation	57
4.5.2.	Kältezittern	57
4.5.3.	Zeitspanne von Anästhesieende bis Sternallage	59
5.	**Diskussion**	60
5.1.	Verlauf der inneren Körpertemperatur während der ersten 60 Minuten	60
5.2.	Einfluss der Raumtemperatur auf den Abfall der inneren Körpertemperatur während der ersten 60 Minuten Anästhesie	63

5.3.	Einfluss des Ausmaßes der Rasur auf den Verlauf der inneren Körpertemperatur während der ersten 60 Minuten Anästhesie	64
5.4.	Verlauf der Aufwachphase	64
5.4.1.	Dauer bis zur Extubation	64
5.4.2.	Kältezittern	65
6.	**Zusammenfassung**	**69**
7.	**Summary**	**70**
8.	**Literaturverzeichnis**	**72**
	Anhang	**89**

Abkürzungen

ACTH	Adrenocorticotropes Hormon
ADH	Antidiuretisches Hormon = Vasopressin
AMP	Adenosinmonophosphat
ARDS	Acute Respiratory Distress Syndrom
ASA	American Society of Anesthesiologists
ATP	Adenosintriphosphat
AVA	Arteriovenöse Anastomosen
BMI	Body Mass Index
ΔT	Delta T = prozentueller Abfall der inneren Körpertemperatur
DIC	Disseminated Intravascular Coagulopathy
EKG	Elektrokardiogramm
et al.	et alii
GMP	Guanosinmonophosphat
IKT	Innere Körpertemperatur
IL-2	Interleukin 2
KZ	Kältezittern
MAC	Minimal Alveolar Concentration
$PaCO_2$:	Arterieller Partialdruck von CO_2
RTG	Raumtemperaturgruppe
Tab.	Tabelle
UCP	Uncoupling Protein = Entkopplungsprotein
ZNS	Zentrales Nervensystem

1. Einleitung

Perioperative Hypothermie ist ein bei anästhesierten Katzen häufig auftretendes Problem. Durch Anästhetika kommt es zu einer Dämpfung der Thermoregulation, wodurch Temperaturverluste durch Konvektion, Konduktion, Radiation und Evaporation begünstigt werden. Des Weiteren besitzen Katzen im Vergleich zu ihrer Körpermasse eine relativ große Körperoberfläche, über welche Wärme abgegeben wird.

Um einem zu starken Abfall der Körpertemperatur entgegenzuwirken, können verschiedene Methoden angewandt werden. Eine einfache Methode besteht im Zudecken des Patienten mit Decken, Handtüchern und dergleichen. Effektiver hingegen ist jedoch eine direkte Wärmezufuhr, wie zum Beispiel die Verwendung von Wärmematten, Warmluftgebläse (z.b. Bair Hugger) oder auch der Einsatz von mit Warmwasser gefüllten Gegenständen (z.b. Plastikflaschen oder Latexhandschuhe).

Während im Bereich der Humananästhesie der Einsatz von auf Körpertemperatur erwärmten Infusionslösungen standardmäßig erfolgt, ist dies in der Veterinärmedizin noch nicht der Fall. Im Rahmen dieser Studie wurde untersucht, ob bei anästhesierten Katzen durch die zusätzliche Verwendung erwärmter Infusionslösung der perioperative Temperaturabfall geringer gehalten werden konnte, als bei Verwendung von Infusionslösungen mit Raumtemperatur.

2. Literaturübersicht

2.1. Allgemeine Thermoregulation

2.1.1. Einleitung

Felidae zählen zu den homoiothermen Tieren, sie können ihre innere Körperkerntemperatur unabhängig von der Umgebungstemperatur in engen Grenzen konstant halten. Eine konstante Körpertemperatur ist dann gegeben, wenn Wärmebildung und Wärmeabgabe im Gleichgewicht sind (HÖRNICKE, 1987). Während bei Vögeln und höheren Säugetieren Temperaturschwankungen von 1 bis 2 °C auftreten, kommen bei Monotremen (Schnabeltier und Ameisenigel) und Marsupialiern (Beuteltiere) Schwankungen bis über 10 °C vor. Am exaktesten wird die Körperkerntemperatur von Carnivoren, Equiden und Menschen konstant gehalten (PENZLIN, 1996). Durch Thermoregulation wird die Körpertemperatur im Körperkern konstant gehalten. Diese Temperatur wird als Solltemperatur bezeichnet. Um die Ist-Temperatur der Solltemperatur anzugleichen, sind Thermorezeptoren vonnöten, welche die Kerntemperatur laufend kontrollieren und etwaige Abweichungen höher gelegenen Temperaturzentren weitermelden, die Gegenmaßnahmen einleiten, um die Ist-Temperatur wieder zum Sollwert zurückzuführen. Diese inneren Regelmechanismen zur Aufrechterhaltung der Körperkerntemperatur werden durch entsprechende Verhaltenweisen der Tiere (Aufsuchen von Suhlen und Schatten, Zusammenkauern, Aufsuchen windgeschützter Orte usw.) ergänzt (PENZLIN, 1996).

2.1.2. Kern – Schale

Der Begriff Körpertemperatur muss prinzipiell in zwei sich beeinflussende Unterbegriffe unterteilt werden, die Kerntemperatur und die Temperatur der Schale. Kerntemperatur ist jene Temperatur, die im zentralen Körpergebiet vorherrscht und die es gilt innerhalb einer geringen Schwankungsbreite konstant zu halten. Zum Kern gehören das Zentralnervensystem, Eingeweide, sowie ein variabler Anteil der Skelettmuskulatur (PENZLIN, 1996). Im Körperkern erfolgt vor allem Wärmebildung. Die Temperatur der Körperschale unterliegt größeren Schwankungen und ändert sich in Abhängigkeit von den äußeren und inneren Temperaturverhältnissen. Streng betrachtet verhält sich die Körperschale poikilotherm.

Zur Schale gehören Haar- bzw. Federkleid, Haut einschließlich subkutaner Fettschichten und ebenfalls ein variabler Anteil der Skelettmuskulatur (PENZLIN, 1996). Von der Körperschale erfolgt vor allem Wärmeabgabe.

Es lässt sich keine klar definierte Grenze zwischen Körperkern und Körperschale ziehen, da diese von den äußeren Temperaturverhältnissen abhängig ist. Je niedriger die Umgebungstemperatur und somit die Hauttemperatur ist, desto dicker ist der Schalenmantel, der dem Kern als Temperaturisolator dient. Bei Wärme vergrößert sich der zum Körperkern gehörende Anteil der Skelettmuskulatur, der Kern kann sich bis dicht unter die Haut ausbreiten, wodurch ein Abgeben von Wärme über die Haut verstärkt wird.

Zwischen Peripherie (Körperschale) und Körperkern können bei Säugetieren sehr große Unterschiede auftreten (bis zu 30 °C) (ECKERT et. al, 2002).

2.1.3. Thermoregulation

Wesentliche Bestandteile der Thermoregulation sind Thermorezeptoren und das Thermoregulationszentrum, das sich im Hypothalamus befindet.

2.1.3.1. Thermorezeptoren

Je nach Temperaturbereich, durch den die Rezeptoren stimuliert werden, unterscheidet man Wärme- und Kälterezeptoren, welche auf Temperaturänderungen mit Veränderung der Impulsfrequenz reagieren.

Aufgrund der Lokalisation, an der sich die Rezeptoren befinden, unterscheidet man zentrale und periphere Thermorezeptoren. Zu den peripheren Thermorezeptoren zählen die Rezeptoren der Haut. Zentrale Thermorezeptoren erfassen die Körperkerntemperatur. Sie befinden sich vor allem im Hypothalamus und im Wirbelkanal. Auch in der Bauchhöhle und insbesondere im Magen liegen thermosensitive Rezeptoren, die jedoch nur eine untergeordnete Rolle spielen.

Während an der Hautoberfläche Kälterezeptoren überwiegen, befinden sich im Hypothalamus und im Rückenmark vorwiegend Wärmerezeptoren.

Periphere Kälterezeptoren (Krause-Körperchen) liegen im Corium dicht unter der Epidermis, periphere Wärmerezeptoren (Ruffini-Körperchen) liegen tiefer im Corium.

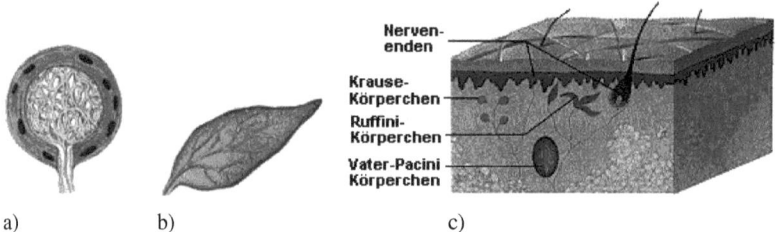

a)   b)   c)

Abb. 1: Periphere Thermorezeptoren (a: Krause-Körperchen, b: Ruffini-Körperchen) und deren Lage in der Haut (c) (www.medizininfo.de)

Die Impulsfrequenz der Kälterezeptoren hängt von der jeweiligen Reiztemperatur ab. Die stationäre Impulsfrequenz hat bei einer bestimmten Temperatur zwischen 15 und 34 °C ein Maximum (PENZLIN, 2007). Dieser Temperaturbereich gilt auch für Kälterezeptoren von Katzen (HENSEL u WURSTER, 1969). Sowohl bei höheren als auch bei niedrigeren Temperaturen ist die Frequenz kleiner, um schließlich bei den Grenztemperaturen (+10 °C bzw. +41 °C) zu null zu werden (PENZLIN, 2007). Je nach Lokalisation der Kälterezeptoren liegen die Maxima der Impulsfrequenz bei unterschiedlichen Temperaturen. So liegt etwa das Maximum der Impulsfrequenz der Kälterezeptoren an der Zunge der Katze bei 30 °C (HENSEL u. ZOTTERMAN, 1951), während sie im Infraorbitalbereich bei 27°C liegt (HENSEL u. WURSTER, 1969). Sinkt die Temperatur von einem Niveau auf ein tieferes, steigt zunächst die Impulsfrequenz des Kälterezeptors erheblich an, um sich dann langsam auf die Frequenz für diese neue Temperatur einzupendeln. Je schneller der Temperaturwechsel erfolgt, desto stärker ist diese überschießende Erregung.

Bei rascher Temperaturerhöhung nimmt die Impulsfrequenz zunächst stark ab bzw. sistiert, um dann langsam auf die Frequenz des neuen Temperaturniveaus anzusteigen.

Wärmerezeptoren sind im Temperaturbereich zwischen 30 und 45 °C spontan aktiv (FRUHSDORFER, 1996). Bei einer Temperaturzunahme steigern sie ihre Impulsfrequenz, bei Abkühlung vermindern sie diese. Es zeigte sich, dass sich bei der Katze vor allem in der Nasenregion eine große Anzahl an Wärmerezeptoren befinden, welche im Temperaturbereich von

30 bis 48 °C ihre stationäre Impusfrequenz besitzen, die maximale Impulsfrequenz dieser Rezeptoren liegt bei 45 °C (HENSEL, 1968). Von paradoxem Kaltempfinden spricht man, wenn Kälterezeptoren bei Temperaturen von über 45 °C wieder aktiv werden (FRUHSTORFER, 1996). Ein ebensolches paradoxe Aktivierung von Kälterezeptoren bei Temperaturen über 45 °C konnte auch bei Katzen festgestellt werden (HENSEL u. WITT, 1959).

Thermorezeptoren der Haut befinden sich vor allem in Körperregionen, die einem besonders ausgeprägten Wärmeentzug ausgesetzt sind. Von Haaren und Federn bedeckte Haut ist gegen direkte Temperatureinflüsse weitgehend geschützt, weshalb exponierten Körperregionen für die Thermorezeption, aber auch für die Regulation der Wärmeabgabe eine wichtige Rolle zufällt. Dies gilt für die Nase-Mund-Region, die Ohren, den unbehaarten Schwanz, das Euter und das Scrotum (HÖRNICKE, 1987). Auch in der behaarten Haut befinden sich Thermorezeptoren, die bei starker Abkühlung und bei geschorenen Tieren in Funktion treten.
Erregung von Wärmerezeptoren werden afferent über C-Fasern geleitet, während Erregungen von Kälterezeptoren über Aδ-Fasern geleitet werden. C-Fasern sind nicht myelinisierte Nervenfasern mit einem durchschnittlichen Durchmesser von 0,5-1 μm beim Menschen (POWER u. KAM, 2001). Die Nervenleitgeschwindigkeit von C-Fasern beträgt beim Menschen zwischen 0,4 und 2,4 m/s (OPSOMMER et al., 1999; POWER u. KAM, 2001), LUKOSHKOVA (1975) gibt mit 0,35 bis 1,2 m/s eine etwas geringere Nervenleitgeschwindigkeit von felinen C-Fasern an. Aδ-Fasern besitzen eine Myelinscheide, ihr Durchmesser beträgt 2-5 μm (POWER u. KAM, 2001). Die Erregungsleitung erfolgt aufgrund der Myelinscheide rasch mit einer Geschwindigkeit zwischen 10 und 30 m/s beim Menschen (POWER u. KAM, 2001), bei der Katze stellte LUKOSHKOVA (1975) eine etwas raschere Nervenleitgeschwindigkeit dieser Nervenfasern fest. Die zentrale Weiterleitung der Signale erfolgt über den lateralen Tractus spinothalamicus und den Thalamus zum Hypothalamus.

2.1.3.2. Thermoregulationszentrum

Der Hypothalamus nimmt eine zentrale Stellung in der Thermoregulation ein. Hier enden die afferenten Nervenfasern der Wärme- und Kälterezeptoren. Im Hypothalamus wird der Sollwert gebildet. Auch die efferenten Signale zu den Stellgliedern haben hier ihren Ursprung (JESSEN, 1996).

Im Hypothalamus lassen sich ein Wärmeabgabezentrum und ein Wärmebildungs- und Wärmekonservierungszentrum unterscheiden. Der anteriore Bereich des Hypothalamus reagiert auf lokale Erwärmung des Blutes und führt in weiterer Folge zur Produktion von Schweiß und Vasodilatation der Hautgefäße. Artspezifische Mechanismen zur Wärmeabgabe können jedoch auch Hecheln und Speichelfluss sein (BOULANT u. GONZALES, 1977; FREEMAN u. DAVIS, 1959; GISOLFI et al., 1988; KANOSUE et al., 1994).

Der posteriore Anteil des Hypothalamus reagiert auf afferente Impulse der peripheren Kälterezeptoren und führt zu erhöhter Thermogenese durch Zittern und vermehrte Wärmeproduktion (BOULANT u. GONZALES, 1977; HELLSTROM u. HAMMEL, 1967; JACOBSON u. SQIRES, 1970). Die zitterfreie Thermogenese wird durch vermehrte metabolische Aktivität im braunen Fettgewebe und vermehrte Plasmakonzentrationen an metabolischen Hormonen (Thyroxin, Katecholamine und Glucocorticoiden) erzielt (ANDERSSON et al., 1963; ANDERSSON et al., 1964; EVANS u. INGRAM, 1974; GALE et al., 1970; IMAI-MATSUMURA u. KAKAYAMA, 1987). Zusätzlich wird durch Vasokonstriktion in den Hautgefäßen und tierartlich verschiedenen Verhaltensweisen eine weitere Wärmeabgabe verhindert (ADAIR, 1977; BOULANT u. GONZALES, 1977; FREEMAN u. DAVIS, 1959).

Wärmeabgabezentrum und Wärmebildungs- und Wärmekonservierungszentrum hemmen sich wechselseitig. Zum Beispiel wird ein durch Abkühlen der Haut ausgelöstes Kältezittern durch Erwärmung des Hypothalamus beendet. Ein Wärmehecheln kann durch Kältereize auf die Haut bei gleich bleibender Körperkerntemperatur abgeschwächt oder aufgehoben werden (HÖRNICKE, 1987).

Hinsichtlich der Bedeutung der beiden Thermoregulationszentren im Hypothalamus bestehen große tierartliche Unterschiede. Katzen besitzen an der Basalfläche des Gehirns ein Rete mirabile, wo es durch Gegenstromkühlung des arteriellen Blutes (siehe 2.1.3.4.) zu einer Abkühlung des Blutes kommt (HOLMES et al., 1958). Dadurch ist die Gehirntemperatur niedriger und weitgehend unabhängig von der Körperkerntemperatur und die Hypothalamustemperatur verliert die zentrale Bedeutung bei der Regulation der Körperkerntemperatur. Die Hypothalamustemperatur kann dabei um 0,5 bis 1 °C schwanken, ohne die Mechanismen der Wärmeabgabe und –bildung zu verändern (HÖRNICKE, 1987). Somit haben periphere Thermorezeptoren sowie die Rückenmarkstemperatur eine größere Bedeutung für die Thermoregulation.

Enge funktionelle Verknüpfungen bestehen zwischen den thermoregulatorischen Zentren und der Formatio reticularis, deren Aktivität einen wesentlichen Einfluss auf den Sollwert der Temperaturregelung ausübt. Durch diese Beeinflussung lässt sich erklären, dass psychische Anspannungen mit Sollwerterhöhungen der Thermoregulation gekoppelt sind (HENSEL, 1985).

Im Hypothalamus haben efferente Signale zur Thermoregulation ihren Ursprung. Während Signale für Kältezittern und Hecheln durch das motorische System übertragen werden, werden Wärmebildung im Fettgewebe (zitterfreie Thermogenese) sowie Regulierung der Hautdurchblutung und Schweißsekretion durch das vegetative Nervensystem gesteuert (JESSEN, 2000).

2.1.3.3. Regulierung der Wärmeproduktion

Stoffwechselvorgänge im Organismus führen zur Produktion von Wärme. Für unterschiedliche Tierarten gibt es charakteristische Temperaturbereiche mit einem Minimum an Wärmeproduktion. Dieser Temperaturbereich wird als thermoneutrale Zone bezeichnet. Der thermoneutrale Bereich von Katzen liegt zwischen 24 und 27 °C (ALTMAN u. DITTMER, 1966). Hier reicht die basale Wärmeproduktion aus, um die Verluste an die Umgebung auszugleichen (ECKERT et al., übersetzt von MÜLLER, 2002). Eine konstante innere Körpertemperatur wird hierbei durch Kreislaufreaktionen, Positionsveränderungen zur Beeinflussung der exponierten Körperoberfläche, sowie Regulation der thermischen Isolation durch Aufstellen oder Anlegen von Haaren bzw. Federn (physikalische Temperaturregulation) erzielt (ECKERT et al., übersetzt von MÜLLER, 2002). Wird die Untergrenze unterschritten, so wird die Stoffwechselrate erhöht. Die Erhöhung der Stoffwechselrate verhält sich in der Regel linear zum Absinken der Umgebungstemperatur (ECKERT et al., übersetzt von MÜLLER, 2002). Sinkt die Umgebungstemperatur zu weit ab, reichen die kompensatorischen metabolischen Prozesse nicht mehr aus. Als Folge kühlt der Körper ab und die Stoffwechselrate sinkt wieder.

Viele Tierarten tolerieren, dass ihre Körpertemperatur während der normalen Ruheperiode deutlich absinkt (einschließlich der Mensch während des Schlafes). Diese natürlicherweise auftretende Schwankungsbreite wird als Bereich der Normothermie bezeichnet (ECKERT et al., übersetzt von MÜLLER, 2002). Zusätzlich zur Erhöhung der Metabolisierungsrate erfolgt die aktive Steigerung der Wärmeproduktion unterhalb der thermoneutralen Zone hauptsächlich in der Skelettmuskulatur, zunächst durch Steigerung des Muskeltonus. Bei stärkerem Abfall der Umgebungstemperatur wird reflektorisches Zittern ausgelöst.

Kältezittern ist eine recht unökonomische Art der Wärmebildung, denn die Zitterbewegungen erhöhen nicht nur die Wärmeproduktion, sondern vermehren zugleich auch die konvektiven Wärmeverluste (PENZLIN, 2007). Vermehrte konvektive Verluste entstehen hierbei durch

Luftbewegungen, die durch Zitterbewegungen verursacht werden, wodurch vom Körper erwärmte Luft durch kühlere Luft ersetzt wird.

Zitterfreie Thermogenese

Als Energiequelle der zitterfreien Thermogenese dient braunes Fettgewebe. Depots brauner Adipozyten befinden sich interscapulär, subscapulär, axillär, intercostal, perirenal und entlang der Aorta (SELL et al., 2004). Im Gegensatz zu weißen Fettzellen sind braune Adipozyten reich an Mitochondrien, die wiederum reich an Cytochromen sind, die dem braunen Fettgewebe die charakteristische Farbe verleihen. Braunes Fettgewebe wird durch sympathetische Nervenfasern innerviert, deren erste Neurone im vorderen Hirnstamm liegen und die bei Kältebelastung Noradrenalin freisetzen. Noradrenalin bindet an β-Rezeptoren der Zellmembran der braunen Adipozyten und stimuliert über G-Proteine und das zyklische Adenylatzyklase-System die Synthese von zyklischem Adenosinmonophosphat (cAMP). In weitere Folge wird über Proteinkinase A eine hormonsensitive Lipase aktiviert, die Speicherlipide in Glycerin und freie Fettsäuren spaltet. Glycerin wird in den Extrazellulärraum transportiert, die Fettsäuren in den Mitochondrien der Fettzellen oxidiert.

In konventionellen Mitochondrien anderer Gewebe und in inaktiven braunen Adipozyten sind Oxidationsrate und damit auch Wärmeproduktion an die Syntheserate von Adenosintriphosphat (ATP) gekoppelt. Die Kopplung erfolgt durch Protonen, die im Prozess der Oxydation über die innere Mitochondrienmembran extrudiert und mittels ATP-Synthase zurücktransportiert werden (PENZLIN, 2007). Beim Vorgang der zitterfreien Thermogenese wird diese Koppelung unterbunden. Verantwortlich dafür ist das Entkopplungsprotein UCP1 (uncoupling protein). UCP1 ist ausschließlich in der Mitochondrieninnenmembran brauner Adipozyten vorhanden (RICQUIER et al., 1991). In aktivierter Form wird der Protonenkanal dieses Proteins geöffnet, während dieser im inaktivierten Zustand durch ein Purin-Nukleotid verschlossen wird. Durch Öffnung des Protonenkanals wird der Protonenkreislauf, welcher Oxidationsrate und Wärmeproduktion limitiert, erheblich beschleunigt, sodass der Energieumsatz aktivierter Adipozyten durchaus das Zwanzigfache des inaktiven Zustands erreichen kann. Zum anderen werden Oxidation und ATP-Synthese entkoppelt, sodass die durch Oxidation umgesetzte Energie nicht als ATP erhalten bleibt, sondern als Wärme freigesetzt wird (PENZLIN, 2007).

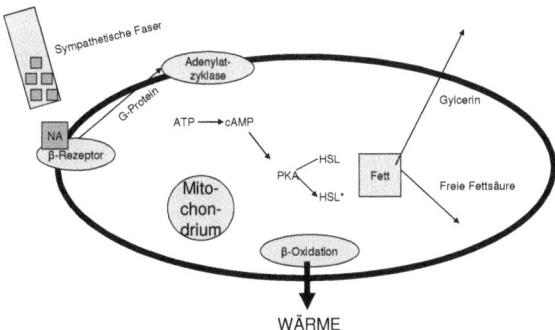

Abb. 2a:
Eine einzelne braune Fettzelle (Adipozyt) und der Aktivierungsweg der Wärmebildung in den Mitochondrien.
NA: Nordadrenalin, PKA: Proteinkinase A, HSL: hormonsensitive Lipase, HSL*: aktivierte hormonsensitive Lipase (nach PENZLIN, 2007)

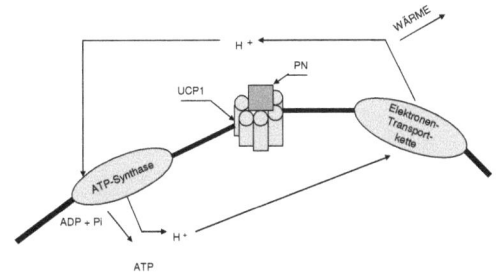

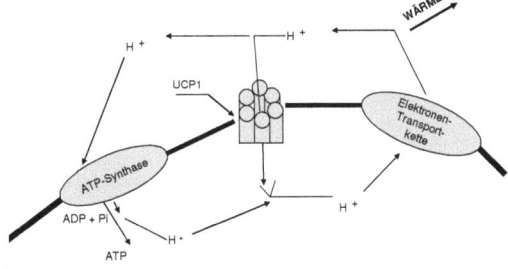

Abb. 2b:
Ausschnitt der Mitochondrien-Membran einer braunen Fettzelle. Inaktiver Zustand oben (A): der Protonenkanal des UCP1 ist durch ein Purin-Nukleotid (PN) verschlossen, sodass die Protonen nur über die ATP-Synthase in die Matrix des Mitochondriums zurückkehren können. Aktiver Zustand unten (B): der Protonenkanal des UCP1 ist geöffnet. (nach PENZLIN, 2007)

2.1.3.4. Wärmeleitung und Wärmeabgabe

Obwohl die Wärmeleitfähigkeit in tierischen Geweben gering ist, treten im Körperkern nur geringe Temperaturschwankungen auf. Der Grund dafür ist das zirkulierende Blut, das für ständigen Temperaturausgleich sorgt. Der Wärmetransport mit dem Blut erfolgt über Konvektion aus dem Kerngebiet in die Körperschale. Von hier kann die Wärmeabgabe auf verschiedene Weise erfolgen:

- Konduktion: Wärmeleitung

Verlust von Wärme durch direkten Kontakt mit umgebenden Gegenständen.

Die abgegebene Wärmemenge ist abhängig von der Größe der Austauschfläche, dem Temperaturgradienten zwischen den beiden Medien und der Austauschzeit (SCHOSER u. MESSMER, 1999). Je wärmer die Haut, je kälter die Umgebung, je größer die Kontaktfläche und je länger der Kontakt, desto größer ist der Wärmeverlust.

- Konvektion: Wärmeströmung

Wärmetransport mittels eines bewegten Mediums wie Flüssigkeit oder Gas (SCHOSER u. MESSMER, 1999). Blut transportiert Wärme via Konvektion vom Körperkern zur Körperschale, wo sie an die umgebende Luft abgegeben wird. Die abgegebene Wärme erwärmt rasch die die Haut umgebende Luftschicht. Durch Luftbewegungen wird die erwärmte Luft fortbewegt und durch frische, kühle Luft ersetzt. Haar- und Federkleid dienen als guter Wärmeschutz, da sie eine ruhende Luftschicht über der Haut erzeugen (PENZLIN, 2007). Durch Sträuben der Haare kann die Dicke der Isolierschicht verbreitert werden.

- Radiation: Strahlung

Wärmetransfer von einer Oberfläche (z.B. Körperoberfläche) zu einem Objekt in der Umgebung, wobei beide nicht in Kontakt zueinander stehen.

Die von einer Fläche A pro Sekunde ausgestrahlte Wärmemenge ist proportional der vierten Potenz der Temperatur des Körpers. Sie ist unabhängig von der Temperatur der Umgebung (PENZLIN, 1996).

Aufgrund der niedrigen Temperatur der Felloberfläche ist die Strahlung bei Tieren mit Fell in der Regel gering (PENZLIN, 1996). Tiere nehmen auch Wärme über Strahlung von anderen Körpern (z.B. Sonne) auf. Die durch Strahlung empfangene Wärmemenge kann die abgestrahlte übertreffen (PENZLIN, 1996).

- Evaporation: Verdunstung

Abgabe wärmeenergiereicher Moleküle von einer Flüssigkeitsoberfläche an ein Gas (SCHOSER u. MESSMER, 1999). Wassermoleküle diffundieren von einer feuchten Oberfläche mit hohem Wasserdampfpartialdruck zu einem Ort mit niedrigerem Wasserdampfpartialdruck (BRÄUER et al., 2006). Forcierte Wärmeabgabe durch Evaporation erfolgt durch Schwitzen sowie über den Respirationstrakt. Tiere mit geringer Fähigkeit zum Schwitzen hecheln im Allgemeinen umso intensiver und umgekehrt (PENZLIN, 2007). Es lässt sich folgende Reihenfolge bezüglich der Fähigkeiten zur Schweißsekretion aufstellen:

Mensch > Pferd, Kamel > Rind > Schaf, Ziege > Schwein > Hund, Katze (PENZLIN, 2007; ROBERTSHAW u. TAYLOR, 1969).

Wasserdampfabgabe mit der Atemluft spielt eine große Rolle bei Tiere mit keiner bzw. geringer Schweißsekretion. In heißer Umgebung kommt es zu einer erheblichen Steigerung der Atemfrequenz bei gleichzeitiger Verminderung des Atemzugvolumens. Die Einatmung erfolgt beim Hund zum überwiegenden Teil über die Nase, die Ausatmung zum Großteil über das Maul (SCHMIDT-NIELSEN et al., 1979). Bei Katzen erfolgt sowohl die Inspiration als auch die Exspiration über das Maul. Im Zuge des Hechelns wird das Minutenvolumen erheblich gesteigert und somit auch die Menge der Luft. die durch den oberen Respirationstrakt erwärmt wird. Die mit der Atemluft infolge ihrer Erwärmung und durch Verdunstung von Wasser an der Lungen-, Nasen- bzw. Mund- und Zungenoberfläche abgeführte Wärmemenge ist beträchtlich. Allerdings muss man berücksichtigen, dass durch die erhöhte Atemarbeit beim Hecheln auch die Wärmeproduktion ansteigt, wodurch der thermoregulatorische Wirkungsgrad des Hechelns vermindert wird (PENZLIN, 1996). Während Hunde, Kaninchen oder Katzen bereits bei einer Zunahme der Umgebungstemperatur mit einer Steigerung der Atemfrequenz beginnen, hecheln Schafe oder Vögel erst bei einem Anstieg der inneren Körpertemperatur (PENZLIN, 1996).

Wärmeabgabe durch Konduktion, Radiation und Evaporation sind von der Temperatur der Haut abhängig. Durch Verminderung bzw. Steigerung der Hautdurchblutung können somit Wärmeverluste gesteuert werden. Die Steigerung der Durchblutung zur vermehrten Wärmeabgabe spielt jedoch nur an nackter bzw. unbehaarter Haut eine große Rolle, da hier eine wärmeisolierende Schicht fehlt. Somit ist sie bei den meisten behaarten Säugetieren von untergeordneter Bedeutung (PENZLIN, 1996).

Besondere thermoregulatorische Einrichtungen

Körperakren sind in der Regel gut durchblutet und besitzen eine relativ große Oberfläche. Dadurch würden sie bei niedrigen Temperaturen eine Gefahr des großen Wärmeverlustes darstellen. Um dem entgegenzuwirken, verfügt der Kreislauf über besondere thermoregulatorische Einrichtungen:

- Arteriovenöse Anastomosen (AVA)

Bei niedrigen Umgebungstemperaturen werden zusätzlich zur Vasokonstriktion der Arteriolen des Kapillarbettes AVA geschlossen, wodurch der Blutfluss in der Peripherie gedrosselt wird und somit einer vermehrten Wärmeabgabe entgegenzuwirken.
Sind hingegen die Umgebungstemperaturen hoch, kommt es zur Vasodilatation der Arteriolen und zum Öffnen der AVA. Durch die beträchtliche Zunahme des Blutflusses in der Peripherie wird vermehrt Wärme abgegeben (HALES, 2003; PENZLIN, 2007).

- Wärmeaustausch im Gegenstromprinzip

In den Extremitäten laufen Arterien und tiefe Venen parallel zueinander, sodass arterielles Blut durch kühles venöses Blut abgekühlt wird und gleichzeitig venöses Blut, das Richtung Körperkern fließt erwärmt wird.
Wird jedoch vermehrte Wärmeabgabe erforderlich, fließt venöses Blut in oberflächlichen Venen Richtung Zentrum, arterielles Blut wird kaum noch abgekühlt und führt zur Erwärmung der Hautoberfläche, von der wiederum vermehrt Wärme an die Umgebung abgegeben wird (PENZLIN, 2007).
Manche Tierarten haben für das Gegenstromprinzip hochspezialisierte Strukturen entwickelt. Bei Hund, Katze, Schaf, Ziege und Rind wird das arterielle Blut an der Basalfläche des Gehirns durch Venenblut gekühlt, das aus dem Nasen- und Mundbereich kommt (HÖRNICKE, 1987). Besonders durch Hecheln kann auf diese Weise die Gehirntemperatur niedriger als die Körpertemperatur gehalten werden.
Die biologische Bedeutung der natürlichen Hirnkühlung ist nicht abschließend geklärt. Die einfache Vorstellung, dass es sich dabei um einen Schutzmechanismus für das möglicherweise besonders wärmeempfindliche Gehirn handelt, ist sehr wahrscheinlich falsch (PENZLIN, 2007).

2.1.4. Einflüsse auf die Körpertemperatur

Tageszeit

Die Körpertemperatur unterliegt einem 24-Stunden-Rhythmus. Diese Rhythmik ist endogen, das heißt, sie bleibt auch nach Ausschalten äußerer Faktoren (Licht-Dunkel-Wechsel, Temperaturschwankungen, Fütterungszeiten) und innerer Faktoren (Schlaf- und Wachzeiten, Aktivitäten) bestehen (HÖRNICKE, 1987; JOHNSON, 1985). Die Körpertemperatur steigt im Laufe des Tages an und erreicht am Nachmittag oder in den Abendstunden ein Maximum. Es folgt ein Absinken der Temperatur mit einem Minimum in den frühen Morgenstunden. CAGNACCI et al. (1992) geben zirkadiane Schwankungen der inneren Körpertemperatur von 0,8 bis 1 °C beim Menschen an.

Zu Beginn der 70er Jahre wurden bei der Erforschung des Rattengehirns feine Nervenfasern entdeckt, die von der Retina in ein kleines Areal des Zwischenhirns zogen und hier endeten. Dieses Areal liegt dicht über dem Chiasma opticum und wird als suprachiasmatischer Nukleus bezeichnet. Bei Zerstörung der Nervenzellen in diesem Gebiet verloren die Ratten jeglichen Tagesrhythmus (Schlaf-Wachzyklus, Hormonschwankungen bis hin zur Periodik der Körpertemperatur). Man geht davon aus, dass der suprachiasmatische Nukleus Signale von Lichtsinneszellen des Auges, die jedoch weder Stäbchen noch Zapfen sind, erhält und somit die biologische Uhr mit Informationen über die Tageszeit versorgt (ANONYM, 2005). Der suprachiasmatische Nukleus steht auch im Zusammenhang mit dem Melatoninspiegel im Blut. In den Morgenstunden bewirkt er ein Absenken des Melatoninspiegel, als Folge steigen Blutdruck, Herzfrequenz und innere Körpertemperatur an, gegen Abend erhöht er den Plasmaspiegel, es kommt zu einem Absinken der bereits erwähnten Parameter (CAGNACCI et al., 1992; MUTOH et al., 2003; www.stangl-taller.at).

Nahrungsaufnahme

Durch gesteigerte Stoffwechselvorgänge nach der Nahrungsaufnahme, kann es zum Ansteigen der Körpertemperatur kommen (0,8-1,5 °C) (WESTERTERP-PLATENGA et al., 2003).

Alter

Im Gegensatz zu Nestflüchtern mit voll entwickeltem Haar- oder Federkleid (z.b. Meerschweinchen und Kücken), die sofort nach der Geburt in der Lage sind, ihre Körpertemperatur auch bei wechselnden Außentemperaturen konstant zu halten, ist dies bei Nesthockern, die in den ersten Lebenstagen nur ein unvollständiges Haar- oder Federkleid besitzen (z.B. Hund, Katze, Ratte, Taube) nur beschränkt möglich. Aufgrund der geringen Isolation und des ungünstigen Oberfläche-Massen Verhältnis sind thermoregulatorische Maßnahmen nur in einem relativ engen Temperaturbereich wirksam (HÖRNICKE, 1987).

Im Alter kommt es aufgrund von verminderter sympathetischer Neurotransmission und generellen altersbedingten vaskulären Dysfunktionen zu einer Beeinträchtigung der Thermoregulation (KURZ et al., 1993; THOMPSON-TORGERSON et al, 2008).

Geschlecht, Zyklus und Trächtigkeit

Es bestehen keine deutlichen geschlechtsspezifischen Unterschiede bezüglich der Körpertemperatur. Bei weiblichen Tieren kann jedoch an bestimmten Tagen des Zyklus die Temperatur um etwa 0,1 bis 0,3 °C höher liegen. Dadurch haben weibliche Tiere eine größere Schwankungsbreite der Normalwerte (HÖRNICKE, 1987). Das Ansteigen der inneren Körpertemperatur erfolgt nach der Ovulation und wird durch das Gelbkörperhormon Progesteron verursacht (CAGNACCI et al., 1997). Auch während der Trächtigkeit kommt es zum Anstieg der Körpertemperatur, der progesteronbedingt ist (WRENN et al., 1958).

Körperliche Aktivität

Durch Steigerung der Muskelspannung kommt es zu einer Temperaturerhöhung. Je kleiner ein Tier ist, umso rascher und deutlicher steigt die Kerntemperatur bereits durch die spontane motorische Aktivität (Orientierung, Nahrungsaufnahme, Körperpflege) an (HÖRNICKE, 1987).

2.1.5. Normothermie – Hypothermie

Bezüglich der physiologischen Werte der inneren Körpertemperatur von Katzen gibt es in der Literatur zwar ähnliche, jedoch geringgradig abweichende Angaben. Der Normothermiebereich liegt nach CUNNINGHAM (2002) zwischen 38,1 und 39,2 °C, nach HÖRNICKE (1987) zwischen 38,0 und 39,5 °C, nach JESSEN (2000) zwischen 38 und 39 °C und nach KOLB (1989) zwischen 38,0 und 39,3 °C.

Hypothermie entwickelt sich, wenn die Wärmeabgabe die Wärmeproduktion übertrifft.

MACHON et al. (1999) definieren die Hypothermie der Katze mit Temperaturen unter 37,8 ° C, wobei sie erwähnen, dass Temperaturen zwischen 37,0 und 37,8 °C von keiner relevanten klinischen Bedeutung sind.

Spezielle Hypothermieabstufungen für die Katze konnten nicht ausfindig gemacht werden.

ARMSTRONG et al. (2005) definieren Hypothermie beim Tier wie folgt:

- milde Hypothermie: 37 bis 32 °C
- moderate Hypothermie: 32 bis 28 °C
- schwerwiegende Hypothermie: unter 28 °C

Es wird bei dieser Definition jedoch nicht zwischen Kleintier und Großtier unterschieden.

Ähnliche Einteilungen wie bei Armstrong et al. bezüglich Hypothermie findet man aus dem Bereich der Humanmedizin (HERSCHMAN-HUNTINGTON, 2004; WONG et al., 2004):
- milde Hypothermie: 35 bis 32,5 °C
- moderate Hypothermie: 32,5 bis 28 °C
- schwerwiegende Hypothermie: unter 28 °C

2.2. Einflüsse der Anästhesie auf die Thermoregulation, Entstehung perioperativer Hypothermie

2.2.1. Thermoregulation und Anästhesie

Durch Anästhetika kommt es zu einer Verschiebung der Schwellenwerte der Thermoregulation. Der obere Schwellenwert wird nur leicht angehoben, der untere Schwellenwert jedoch deutlich erniedrigt (SESSLER, 1994).

Während bei unbeeinträchtigter Thermoregulation Abweichungen von über 0,2 °C zu thermoregulatorischen Mechanismen (Vasokonstriktion, aktive Vasodilatation und Schwitzen) führen, treten diese aufgrund der anästhetikabedingten Schwellenwertverschiebung erst bei Abweichungen von 2 bis 4 °C auf.

Thermoregulatorische Vasokonstriktion setzt beim Menschen anstatt bei ca. 37 °C erst bei ca. 34,5 °C ein. Ähnlich großes Anheben des Schwellenwertes erfolgt auch bei aktiver Vasodilatation und Schwitzen (SESSLER, 1993).

Solange die Körpertemperatur innerhalb des Bereiches dieser veränderten Schwellenwerte liegt, erfolgt keine Thermoregulation.

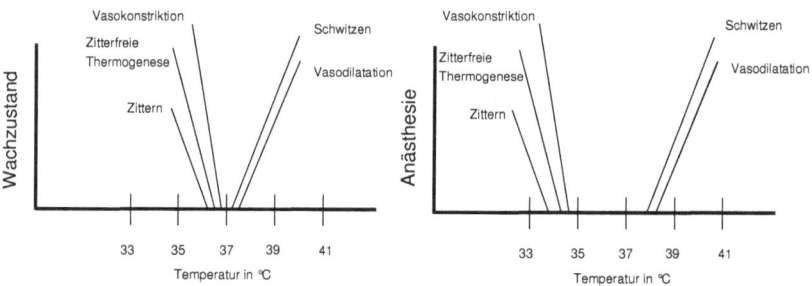

Abb. 3: Einfluss der Anästhesie auf die Schwellenwerte der Thermoregulation des Menschen (nach SESSLER, 1993)

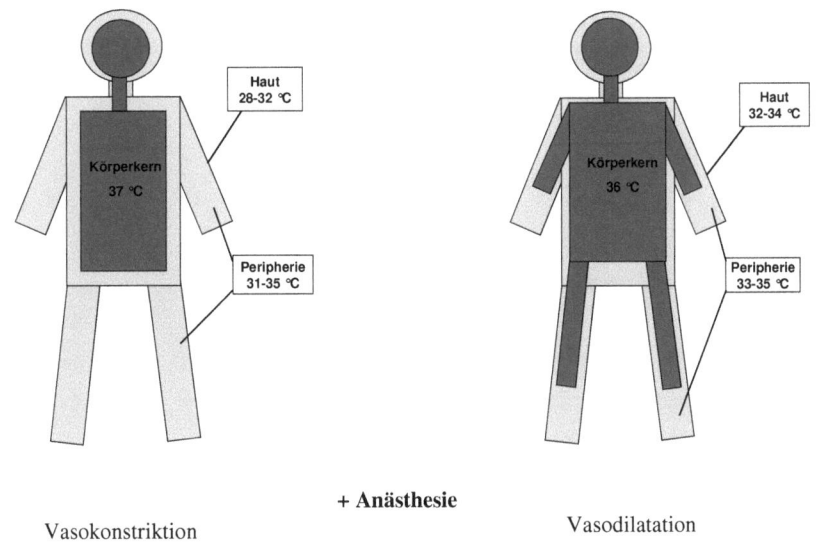

Vasokonstriktion +Anästhesie Vasodilatation

Abb. 4: Interne Umverteilung der Körperwärme nach Einleitung einer Allgemeinanästhesie (nach SESSLER, 1994)

Sowohl Inhalationsanästhetika als auch Opioide und andere in der Anästhesie verwendete Substanzen (wie z.B. Tranquilizer, Barbiturate, Propofol) senken direkt dosisabhängig die Vasokonstriktionsschwelle und führen damit direkt zu Hypothermie (AMMANN et al., 2004). STOEN u. SESSLER (1990) geben eine Erniedrigung der Schwellentemperatur für thermoregulatorische Vasokonstriktion von ungefähr 3 °C pro Prozent Isoflurankonzentration an. Zusätzlich zur erniedrigten Vasokonstriktionsschwelle wird die Geschwindigkeit der Vasokonstriktion verlangsamt, wodurch die Hypothermie noch verstärkt wird (AMMANN et al., 2004).
TOYOTA et al. (2004) beschrieben in ihrer Studie einen dosisabhängigen perioperativen Temperaturabfall beim Menschen bei intramuskulärer Prämedikation mit Midazolam. Es zeigte sich, je höher der Sedierungsgrad war, desto größer war auch der Temperaturverlust. Auch MATSUKAWA et al. (1997) berichteten über dosisabhängigen Temperaturabfall bei der Verwendung von Midazolam als Prämedikation. Sie erklären dies durch eine dosisabhängige mehr oder weniger stark ausgeprägte Vasodilatation und Redistribution.

HASKINS (1981) untersuchte in seiner Studie 66 Katzen, die unterschiedliche Anästhesieprotokolle erhielten. Er konnte keine statistisch signifikanten Unterschiede bezüglich des Temperaturabfalls im Zusammenhang mit dem gewählten Anästhesieprotokoll feststellen.

2.2.2. Perioperative Hypothermie

2.2.2.1. Entwicklung perioperativer Hypothermie

Perioperative Hypothermie ist ein in der Veterinärmedizin häufig auftretendes Problem und meist nur schwer zu bekämpfen. Vor allem kleine Tiere (< 8-10 kg), die im Verhältnis zu ihrer Körpermasse eine relativ große Körperoberfläche besitzen, kühlen im anästhesierten Zustand rasch und massiv ab (MUIR u. deMORAIS, 1996).
WATERMAN (1975) stellte deutlich höhere Temperaturabfälle fest bei Hunden und Katzen bis 10 kg Körpergewicht im Vergleich zu Hunden mit einem durchschnittlichen Körpergewicht von 30,2 kg.
Hypothermie entsteht einerseits durch eine anästhetikabedingte Dämpfung der Thermoregulation, andererseits durch die Exposition des Körpers mit der kühlen Raumluft des Operationssaales (PENZLIN, 2007).
Wärmeverluste an die Umgebung erfolgen durch die im vorangegangenen Kapitel näher beschriebenen Vorgänge:

- Konduktion
- Konvektion
- Evaporation
- Radiation

Ad Konduktion:
Perioperative konduktive Wärmeverluste basieren auf den Kontakt des Patienten mit dem Operationstisch. Je größer der Temperaturunterschied der beiden Oberflächen ist, desto größer ist die Wärmeabgabe durch Konduktion.

Perioperativer Temperaturabfall kann durch Infusionstherapie gefördert werden, wenn die Infusionen ungewärmt oder gekühlt sind. Bezüglich des physikalischen Mechanismus der Wärmeabgabe durch Infusionslösungen gibt es in der Literatur unterschiedliche Angaben. Während SCÄFER u. KUNITZ (2002) und KANZLOW-BLEYL u. KRÜGER (www.tu-dresden.de) angeben, dass es sich hierbei um Wärmeabgabe durch Konduktion handelt, geben BRÄUER et al. (2006) an, dass es sich um konvektiven Wärmeverlust handelt.
Die Infusionslösungen werden nach der Körperaufnahme erwärmt bzw. an die Körpertemperatur angeglichen (SCHOSER u. MESSMER, 1999). Für diesen Vorgang verbraucht der Körper Wärme und die Körpertemperatur sinkt.
Mit Hilfe von Annäherungsformeln kann der infusionsbedingte Temperaturabfall ausgerechnet werden.

$$T = \frac{KG * 0.87 * T(akt) + \text{Infusionsmenge in Liter} * T(\text{Flüssigkeit})}{\text{Infusionsmenge in Liter} + KG * 0.87}$$

T= Körpertemperatur in °C nach Infusion
KG= Körpergewicht in kg
T(akt)= aktuelle Körpertemperatur in °C
T(Flüssigkeit)= Temperatur der Infusionslösung in °C

Formel aus: WEYLAND u. HINTZENSTERN, 1999

Wendet man diese Formel nun theoretisch an, so würde es durch einstündige Infusion (Infusionsrate 10 ml/kg/h) einer 20 °C warmen Infusionslösung bei einer 3 kg schweren Katze mit einer Ausgangstemperatur von 38,5 °C zu einer Temperatursenkung auf 38,3 °C kommen. Es sei jedoch darauf hingewiesen, dass es sich hierbei rein um den Temperaturabfall durch die Infusionsgabe handelt und andere perioperative Wärmeverluste nicht inkludiert sind.
SESSLER (1997) gibt einen Abfall der inneren Körpertemperatur bei Menschen bei Verwendung nicht erwärmter Infusionslösungen von nur 0,25 °C pro Liter infundierter kristalloider Lösung an. Nicht außer Acht gelassen werden darf hierbei die Infusionsgeschwindigkeit, die Sessler jedoch nicht angibt. Diesbezügliche Angaben gibt es in der Veterinärmedizinischen Literatur nicht. Zu bedenken ist, dass aufgrund der geringeren Körpergröße und Körpermasse von Katzen dieselbe Menge an Flüssigkeit mehr Wärme entzogen wird.

Um infusionsbedingte Wärmeverluste zu vermeiden, können vorgewärmte Infusionslösungen verwendet werden. Da jedoch rasch eine Abkühlung Richtung Raumtemperatur geschieht, ist diese Methode nur zielführend, wenn die Temperatur der Infusionen konstant gehalten werden kann. Bei Verwendung von Durchflusserwärmern fällt je nach Flussrate und Länge des Infusionssystems die Temperatur auf dem Weg zum Patienten deutlich ab (SCHOSER u. MESSMER, 1999). Ein auf Gegenstromprinzip basierendes Gerät erwärmt die Infusionslösungen bis unmittelbar zum Patienten und ermöglicht dadurch eine effektive Flüssigkeitserwärmung über einen weiten Flussbereich, auch bei niedriger Fliessgeschwindigkeiten (SCHOSER u. MESSMER, 1999). Während in der Humananästhesie Infusionswärmepumpen mehr oder weniger standardmäßig verwendet werden, finden diese in der Veterinärmedizin noch geringen Einsatz.

Ad Konvektion:
Vermehrte Wärmeabgabe durch Konvektion resultiert aus dem Rasieren des Operationsfeldes, da durch diesen Vorgang das Fell als Isolierschicht wegfällt. Je größer das Ausmaß der unbehaarten Hautoberfläche ist, desto größer sind auch die Wärmeverluste durch Konvektion. Luftbewegungen im Raum (z.B. Klimaanlagen, offene Fenster und daraus resultierende Zugluft) fördern konvektive Verluste, da die von der Haut erwärmte Luft durch kühle Luft ersetzt wird. In Operationssälen beträgt die Luftgeschwindigkeit meist ungefähr 20 cm/sek, wodurch es nur zu einem geringen Anstieg der konvektiven Wärmeverluste kommt (PENZLIN, 2007).
Ein weiterer wesentlicher Einflussfaktor für den perioperative Temperaturverlauf stellen Umgebungsbedingungen dar.
Niedrige Raumtemperaturen erhöhen den Temperaturverlust durch Konvektion. EVANS (1996) gibt als ideale Raumtemperatur für anästhesierte erwachsene Menschen ein Minimum von 21 °C und für Kleinkinder ein Minimum von 26 °C an.
KANZLOW-BLEYL u. KRÜGER (www.tu-dresden.de) geben ebenfalls 26 °C als ideale Raumtemperatur für anästhesierte Kinder an, hingegen für Erwachsene geben sie mit 23 °C höhere Temperaturen als EVANS an.
MORRIS (1971) bezeichnet eine Raumtemperatur von 21 °C für anästhesierte Erwachsene als "kritisch" und beschreibt, dass bei Raumtemperaturen über dieser „kritischen Temperatur" der Körper genügend Wärme produziert, um die innere Körpertemperatur konstant zu halten. Als ideale Raumtemperaturen gibt der Autor 21 bis 24 °C an.
Da Katzen bezüglich des Körpermasse-Körperoberfläche Verhältnis mit Kleinkindern zu vergleichen sind, sollten höhere Raumtemperaturen vorherrschen.

Ad Evaporation:

Reinigen und Desinfizieren der Operationsstelle fördern evaporative Wärmeverluste. Je größer die desinfizierte Stelle ist, umso größer ist auch die Wärmeabgabe durch Verdunstung. Ein rascher Abfall der Körpertemperatur kann bei Eröffnung von Körperhöhlen beobachtet werden, da es zu Evaporation von Wasser an den Serosen kommt (ARMSTRONG et al., 2005; ROE, 1971). Zufuhr von trockenen, nicht angewärmten Atemgasen benötigt Verdunstung von körperwarmem Wasser, um die Gase in der Lunge anzufeuchten (SCHOSER u MESSMER, 1999). Der Wärmeverlust kann jedoch durch künstliche Befeuchtung bzw. durch Reduktion des Gasflusses derart minimiert werden, sodass der Einfluss auf die innere Körpertemperatur zu vernachlässigen ist (BISSONNETTE u SESSLER, 1989). Niedrige Luftfeuchtigkeit fördert ebenfalls den evaporativen Wärmeverlust (SCHOSER u. MESSMER, 1999).

Ad Radiation:

Dies ist der Wärmetransfer durch elektromagnetische Wellen von der Körperoberfläche zu Objekten der Umgebung mit niedrigerer Oberflächentemperatur. Der Wärmeaustausch ist unabhängig von der Umgebungstemperatur. Wie bereits erwähnt ist aufgrund der geringen Oberflächentemperatur des Haarkleides der radiative Wärmeverlust bei behaarten Tieren nur gering. Durch Infrarotstrahler oder OP-Lampen kann jedoch dem Patienten perioperativ auch Wärme durch Radiation zugeführt werden.

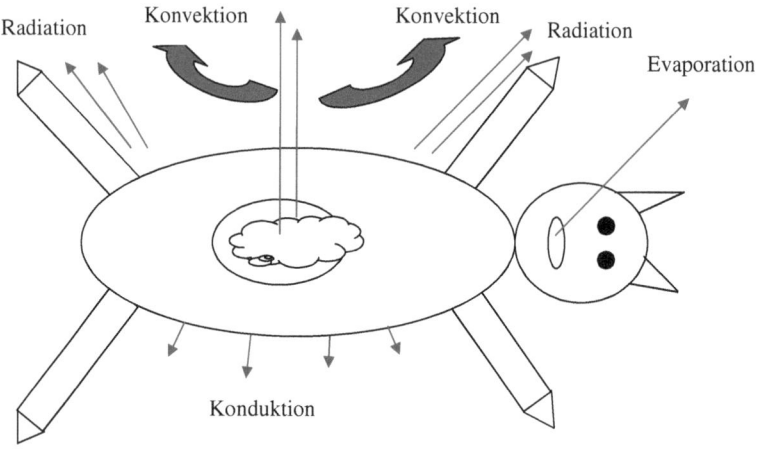

Abb. 5:
Perioperative Wärmeverluste durch Konduktion, Konvektion, Evaporation und Radiation (nach KO, www.dvmnewsmagazine.com)

Ein weiterer Grund für ein Abfallen der Körpertemperatur liegt in der um 20 bis 30% verminderten metabolischen Rate (ARMSTRONG et al., 2005) und in verminderter bzw. aufgehobener Muskelaktivität während der Anästhesie, wodurch weniger Wärme produziert als abgegeben wird.

2.2.2.2. Phasen des perioperativen Temperaturabfalls

Der Verlauf des perioperativen Temperaturabfalls geschieht in charakteristischen drei Phasen (KURZ, 1997; SESSLER, 2000).

1.Phase: rascher Temperaturabfall von 1 bis 1,5 °C während der ersten Stunde

2.Phase: langsamer linearer Abfall während der nächsten zwei bis drei Stunden

3.Phase: Übergang in eine Plateauphase, in der die Körpertemperatur konstant bleibt

1.Phase: Rapider Temperaturabfall

Die Einleitung der Allgemeinanästhesie fördert Vasodilatation durch zwei Mechanismen:
- Senken der Vasokonstriktionsschwelle
- direkte periphere vasodilatatorische Eigenschaft der meisten Anästhetika

Durch die Vasodilatation erfolgt eine Redistribution von Wärme aus dem Körperkern in die Peripherie, wodurch die Kerntemperatur absinkt und das periphere Gewebe proportional dazu erwärmt wird.

Das Ausmaß dieser Redistribution wird durch einige Faktoren beeinflusst:
Je geringer der Temperaturgradient zwischen Körperkern und Peripherie ist, desto geringer ist die Redistribution. Durch präinduktives Erwärmen des Patienten kann dieser Gradient vermindert werden und somit der Wärmeverlust durch Redistribution verringert werden (ANDRZEJOWSKI et al., 2008). Des Weiteren spielt der Ernährungszustand des Patienten eine große Rolle. Obese Patienten besitzen eine umfangreiche Isolierschicht. Bei diesen Patienten wird metabolisch mehr Wärme erzeugt als zur Aufrechterhaltung der Körpertemperatur notwendig wäre. Um die überschüssige Wärme abzugeben befinden sich die Gefäße der Haut die meiste Zeit in dilatiertem Zustand, was zur Folge hat, dass der Gradient zwischen Peripherie und Körperkern vermindert wird.

Bei kachektischen Patienten liegt ein Mangel an Isolierung vor, der Körper versucht sich durch periphere Vasokonstriktion vor erhöhten Wärmeverlusten zu schützen. Der Gradient zwischen Körperkern und Peripherie ist erhöht.

Während bei obesen Patienten (Ausgangssituation: Vasodilatation) geringe Rückverteilung erfolgt, kommt es bei kachektischen Patienten (Ausgangssituation: Vasokonstriktion) zu verstärkter Redistribution.

2.Phase: Lineare Phase

In der zweiten Phase des perioperativen Temperaturabfalls basiert das Absinken der Körpertemperatur auf der Tatsache, dass die Wärmeabgabe höher ist als die metabolische Wärmeproduktion. In dieser Phase geht Wärme durch Radiation, Konduktion, Konvektion und Evaporation verloren.

Je größer die Körperoberfläche in Relation zur Körpermasse, je größer die chirurgische Inzision und je geringer die Umgebungstemperatur ist, desto größer sind die Wärmeverluste in dieser Periode. In dieser Phase sind passive Wärmedämmung und aktive Wärmezufuhr am effektivsten.

3.Phase: Plateau-Phase

Diese Phase ist charakterisiert durch eine konstante innere Körpertemperatur auch bei längeren chirurgischen Eingriffen. Das Temperaturplateau kann sowohl aktiv als auch passiv aufrechterhalten werden.

- aktives Plateau

Sinkt die innere Körpertemperatur unter den anästhetikabedingt verschobenen Schwellenwert, so kommt es zu einer thermoregulatorischen Vasokonstriktion. In diesem Fall wird das Plateau aktiv aufrechterhalten.
Thermoregulatorische Vasokonstriktion setzt bei Verwendung der meisten Anästhetika in den üblichen Dosierungen bei Kerntemperaturen zwischen 34 und 35 °C ein (SESSLER, 2000). Durch diese Vasokonstriktion wird der kutane Temperaturverlust jedoch nur gering reduziert, da sie sich hauptsächlich auf die AVA der Extremitäten beschränkt (SESSLER, 2000).
Da Wärmefluss immer einen Gradienten benötigt, kann Wärme, die in die Peripherie geflossen ist, nicht mehr in den Körperkern rückverteilt werden. Wieder auftretende Vasokonstriktion kann somit Wärme, die ans periphere Gewebe verloren ging nicht „retten", jedoch kann sie weiteren Wärmefluss vom Körperkern in die Peripherie reduzieren (SESSLER, 2000).

- passives Plateau

Von einem passiven Plateau spricht man, wenn die metabolische Wärmeproduktion den Wärmeverlusten entspricht, ohne dass thermoregulatorische Reaktionen aktiviert werden.
Das passive Plateau tritt vor allem bei relativ kleinen Operationen auf, wenn der Patient umfangreich und mit gut wärmedämmenden Materialien bedeckt ist.

2.2.2.3. Einfluss der Epiduralanästhesie

Aus der Humanmedizin ist bekannt, dass neuraxiale Anästhesien Störungen der Thermoregulation hervorrufen, die gleiche bzw. sogar größere Ausmaße als Allgemeinanästhesie erreichen (FRANK et al., 1992; SESSLER, 2000). Aus dem veterinärmedizinischen Bereich gibt es bis dato noch keine veröffentlichten Studien über den Einfluss von Epiduralanästhesien auf die Entstehung von Hypothermie.

Im Gegensatz zur Allgemeinanästhesie tritt unter Spinalanästhesie bei Verwendung von Lokalanästhetika das Temperaturplateau, auf dem der Patient sich stabilisiert, nicht oder deutlich verspätet auf, was mit der anästhesiebedingten Ausschaltung des Sympathikus und dadurch bedingter Vasodilatation zusammenhängt (AMMANN et al., 2004).

So wie unter Allgemeinanästhesie wird die initiale Hypothermie unter Spinal- oder Epiduralanästhesie durch Redistribution verursacht. Thermoregulation wird hierbei nicht nur zentral gehemmt, sondern zusätzlich dazu werden durch Blockade sympathetischer und motorischer Neurone thermoregulatorische Vasokonstriktion und Zittern verhindert. LESLIE u. SESSLER (1996) erklären die zentrale Hemmung der Thermoregulation durch eine anscheinend erhöhte Hauttemperatur im Bereich der Hinterextremitäten, wodurch im Thermoregulationszentrum der Anschein einer erhöhten Temperatur wahrgenommen wird und keine Gegenmaßnahmen zur Temperaturerhaltung unternommen werden.

Während in Allgemeinanästhesie die dritte Phase des intraoperative Temperaturabfalls ein aktives Temperaturplateau darstellt, fehlt dieses bei Epiduralanästhesie, da die regionale Nervenblockade eine Vasokonstriktion verhindert (KIM et al., 1998). Obwohl durch Vasokonstriktion und Zittern nicht anästhesierter kranialer Gebiete zusätzliche Wärmeverluste zu verhindern versucht werden, reicht dies nicht aus, um ein Plateau aufrecht zu erhalten. Des Weiteren wird dieses Zittern meist medikamentell unterbunden, da es unerwünscht ist (DELAUNAY er al., 1993; JORIS et al., 1993; KURZ et al., 1997; TALKE et al., 1997).

Ein passives Temperaturplateau kann während einer Epiduralanästhesie erreicht werden, wenn der Eingriff am Patienten klein ist und dieser gut isoliert ist (SESSLER, 2000).

In der Veterinärmedizin werden Epiduralanästhesien bei kleinen Haustieren fast ausschließlich unter Allgemeinänästhesie durchgeführt, wodurch es zu einem verstärkten Abfall der Kerntemperatur kommt. Sowohl Epiduralanästhesie als auch Allgemeinanästhesie senken die Vasokonstriktionsschwelle. Des Weiteren wird durch Allgemeinanästhesie Zittern und somit Wärmeproduktion verhindert.

Der wesentlichste Punkt ist jedoch, dass durch Epiduralanästhesie Vasokonstriktion in den Hinterextremitäten gänzlich verhindert wird und dadurch zentral initiierte Vasokonstriktion relativ uneffektiv ist und es zu einem weitern Absinken der Kerntemperatur kommt (BONICA et al., 1970; MODIG et al., 1980; VALLEY et al., 1993).

Bedacht werden muss auch, dass die Wirkung der Epiduralanästhesie die Dauer der Allgemeinanästhesie um einiges übersteigt, wodurch in der Aufwachphase und danach aktive Wärmeproduktion durch Kältezittern eingeschränkt wird.

2.2.2.4. Wiederkehr der Normothermie

Die Konzentration der Anästhetika im Gehirn sinkt in der initialen postoperativen Phase gewöhnlich rasch, wodurch ein Wiedereinsetzen der Thermoregulation durch Vasokonstriktion und Kältezittern möglich wird. Somit werden Wärmeverluste über die Hautoberfläche vermindert und die metabolische Wärmeproduktion wird gesteigert. AVA-Shunt Vasokonstriktion und Kältezittern sind üblich bei hypothermen Patienten in der postoperativen Phase.
Während bei Patienten, welche sich zuvor in Allgemeinanästhesie befanden, die Dauer bis zum Erreichen des normalen Temperaturbereichs 2 bis 5 Stunden dauerte, konnte bei zuvor nicht anästhesierten Volontären mit der selben Hypothermie ein rascheres Ansteigen festgestellt werden (SESSLER, 2000). Daraus geht hervor, dass nicht das Ausmaß des Temperaturabfalls ausschlaggebend ist, sondern die nicht maximal aktivierte Thermoregulation, die durch noch im Körper befindliche volatile Anästhetika bzw. Administration von Opioiden zur Schmerzbekämpfung beeinträchtigt wird.

2.2.2.5. Folgen perioperativer Hypothermie

Mögliche negative Folgen einer perioperativen Hypothermie können intraoperativ, unmittelbar postoperativ, oder auch erst einige Tage nach der Anästhesie auftreten.

Kardiovaskuläre Konsequenzen

Milde Hypothermie führt zur Stimulation des sympathetischen Nervensystems und in weiterer Folge zu Tachykardie und peripherer Vasokonstriktion. Somit kommt es zu einer Erhöhung des Herzschlagvolumens, des Blutdruckes und zu vermehrtem myokardialen Sauerstoffverbrauch (ORTS et al., 1992).

Bei moderater Hypothermie entwickelt sich eine progressive Bradykardie, die auf eine Verminderung der spontanen Depolarisation kardialer Schrittmacher-Zellen eine Verlängerung der Dauer der Aktionspotentiale, sowie auf eine Verlangsamung der myokardialen Impulsübertragung zurückzuführen ist (POLDERMAN, 2009). Mittlerer arterieller Blutdruck, myokardiale Kontraktilität und Schlagvolumen sinken mit weiterem Absinken der Körpertemperatur dramatisch ab, da schwere Hypothermie zu verminderter Empfindlichkeit der Rezeptoren für Katecholamine führt. Ebenso wird die Antwort auf den Barorezeptorreflex herabgesetzt. Eine Herabsetzung der spontanen Depolarisation der Schrittmacherzellen bewirkt ineffektive Wirkung von Atropin (WONG et al., 2004).

Postoperativ kann es durch abrupt aktivierte Thermoregulation zu erhöhter Ausschüttung von Katecholaminen (v.a. Noradrenalin) kommen, was mit einem Anstieg der Herzfrequenz, peripherer Vasokonstriktion und erhöhtem systemischen und pulmonalen Druck einhergeht.

FRANK et al. (1995) konnten höhere Noradrenalinkonzentrationen in der frühen postoperativen Phase bei einer Verminderung der inneren Körpertemperatur um 1,5 °C feststellen. Sie berichten von Vasokonstriktion und erhöhtem arteriellen Blutdruck und führen dies auf die Wirkung von Noradrenalin auf das periphere Gefäßsystem zurück.

Fortschreitende Hypothermie kann zu Entstehung eines Ersatzrhythmus und atrialen Arrhythmien führen. MATTU et al. (2002) berichten, dass 50% der Patienten mit moderater Hypothermie Vorhoffibrillationen mit verzögerter ventrikulärer Antwort entwickeln.

Temperaturen unter 30 °C erhöhen die myokardiale Erregbarkeit und ektopische ventrikuläre Reizbildungen treten vermehrt auf. Es besteht hohes Risiko für ventrikuläre Fibrillation, die nicht auf elektrische Defibrillationen anspricht (WONG et al., 2004). CHURCHIL-DAVIDSON (1972) gibt an, dass dieser Temperaturbereich bei kleinen und jungen Tieren niedriger liegt.

In einer Studie trat Kammerflimmern bei 50% der Hunde auf, die eine innere Körpertemperatur unter 23,5 °C hatten (GOLDBERG, 1958). Elektrokardiographisch gehen Hypothermien mit unspezifischen Veränderungen einher. Es können verlängerte PR-Strecken und QT-Intervalle, sowie verbreiterte QRS Komplexe auftreten. GUSSAK et al. (1995) beschreiben das Auftreten von „J" (Osborn) Wellen bei Körpertemperaturen unter 33 °C. Es handelt sich hierbei um eine positive Welle im terminalen Bereich des QRS Komplexes. Die Amplitude dieser Welle vergrößert sich mit dem Ausmaß der Hypothermie. Die J-Welle ist jedoch nicht diagnostisch für Hypothermie, da sie auch bei subarachnoidalen Blutungen und anderen cerebralen Verletzungen, sowie bei myokardialen Ischämien in Erscheinung treten kann.

Hypothermie führt zu einer Linksverschiebung der Sauerstoff-Hämoglobin Dissoziationskurve, wodurch es zu verminderter Sauerstoffabgabe an das Gewebe kommt und somit lokale Hypoxien

entstehen können (CABELL et al., 1997; YOSHIDA et al., 2001), die durch thermoregulatorische Vasokonstriktion der Hautgefäße extreme Ausmaße in jenen Bereichen annehmen können. Hypothermie erhöht die Viskosität des Blutes. Der Grund hierfür liegt in der erhöhten Permeabilität der Blutgefäße und Vasokonstriktion. Plasma geht aus dem intravasalen in das extravaskuläre Kompartiment verloren, wodurch es zu einer Hämokonzentration kommt.
Pro Temperaturabfall von 1 °C wird die Blutviskosität um 2-3% erhöht (FAUST, 1994).

Respiratorische Konsequenzen

Hypothermie bedingt eine Verminderung der Konzentration von Anästhetika, die eine Apnoe auslösen kann. Ebenfalls wird eine physiologische Antwort auf Hyperkapnie und Hypoxie vermindert und das Minutenvolumen reduziert. REGAN u. EGER (1966, 1967) erklären dies durch ein Abkühlen von intrakraniellen Chemorezeptoren und des Glomus caroticum. Da sie jedoch auch bei anästhesierten Hunden mit einer Körpertemperatur von 28 °C physiologische $PaCO_2$ Werte beobachten konnten, ist die Signifikanz dieser Verminderung des Ventilationsantriebs nicht klar. Nichtsdestotrotz stellt die verminderte Minutenventilation ein Warnsignal für eine sich möglicherweise entwickelnde Hyperkapnie oder Hypoxie dar, dem während und nach der Narkose Aufmerksamkeit geschenkt werden muss.
Durch diesen verminderten Ventilationsantrieb kann es auch nach positiver Druckventilation zu verzögertem Einsetzen der Spontanatmung kommen.
Verminderte Ventilationsrate und Tidalvolumen werden auch durch verminderten Zellstoffwechsel und somit reduzierter CO_2 Produktion verursacht. Zusammen mit der Linksverschiebung der Sauerstoff-Hämoglobin Dissoziationskurve, Bluteindickung und verminderter alveolärer Ventilation kann dies zu Hypoxie, Lungenödemen, akutem respiratorischen distress syndrom (ARDS) oder Pneumonien führen (STONEHAM u. SQUIRES, 1992).
KANZLOW-BLEYL und KRÜGER (www.tu-dresden.de) beschreiben ein Aussetzen der Spontanatmung bei Kerntemperaturen von 24 °C und niedriger. Des Weiteren berichten die Autoren von einer Vergrößerung des anatomischen und physiologischen Totraumes, welche sie durch auftretende Bronchodilatation erklären.

Metabolische Konsequenzen

Untertemperatur verlangsamt metabolische Reaktionen inklusive Leberfunktion. WONG (1983) berichtet von einer Verminderung des Sauerstoffverbrauches von 6%, HOBBS (2002) hingegen von 10% pro 1 °C Temperaturabfall. Die Funktion der Hypophyse, Nebenniere und Schilddrüse werden nicht beeinflusst, sollten jedoch evaluiert werden, um als grundlegendes Problem ausgeschlossen zu werden (WONG et al., 2004). Die anfänglich mit Hypothermie verbundene erhöhte Aktivität des sympathetischen Nervensystems führt zu erhöhter Plasmakonzentration von Noradrenalin und freien Fettsäuren. Noradrenalininduzierte Glykogenolyse und Gluconeogenese tragen wesentlich zur Entstehung einer Hyperglykämie bei. Zusätzlich kommt es zu einer verminderten Insulinaufnahme in den Organparenchymen, sowie zu Corticosteroid-bedingter gehemmter Insulinfreisetzung. Gehemmte Insulinfreisetzung wird ebenfalls durch direkte Kühlung der Langerhansschen Inseln verursacht (MALLET, 2002). Durch den verminderten Glucosemetabolismus kann es bei Glucoseadministration zu bedrohlicher Hyperglykämie kommen (ARMSTRONG et al., 2005). Bei anhaltender Hypothermie können jedoch Glykogenspeicher aufgebraucht werden und Hypoglykämien entstehen (WONG et al., 2004).

Milde bis moderate Hypothermien verursachen kalte Diurese. Diese Diurese entsteht einerseits durch erhöhten renalen Blutfluss aufgrund der peripheren Vasokonstriktion, andererseits durch reduzierte Wasserreadsorption und verminderte ADH (antidiuretisches Hormon = Vasopressin) Empfänglichkeit der distalen Tubuli (BESSEN, 2000; MOYER et al., 1957; REULER, 1978). Durch schwere Hypothermie kann es aufgrund des verminderten Schlagvolumens des Herzens zu verminderter glomerulären Filtrationsrate kommen, wodurch Oligurie entstehen kann. Ungefähr 40% aller Patienten mit einer schweren Hypothermie entwickeln ein akutes Nierenversagen, besonders Patienten mit akuter Tubulusnekrose sekundär nach einer Rhabdomyolysis (MEGARBANE et al., 2000).

Einfluss der verminderten Stoffwechselrate auf die Wirkung von Anästhetika
Perioperative Hypothermie bedingt durch den verminderten Metabolismus verlängerte Aktivität von Anästhetika (ARMSTRONG et al., 2005). Eine fortgesetzte Verabreichung von Anästhetika in einer Dosierung, wie sie für normotherme Patienten geeignet wäre, kann beim hypothermen Patienten zu einer Anästhetikaüberdosierung führen (HASKINS, 1992).

Die minimale alveoläre Konzentration (MAC) eines Inhalationsanästhetikums beschreibt jene alveoläre Konzentration, bei welcher bei 50% der Patienten, die einem Schmerzreiz ausgesetzt werden, keine Körperbewegung ausgelöst wird (MUIR, 1993). Studien aus der Humanmedizin zeigen, dass Hypothermie eine Reduktion der minimalen alveolären Konzentration von Inhalationsanästhetika von 5% pro einem °C Temperaturabfall hervorruft (EGER u. JOHNSON, 1987; VITEZ et al., 1974). Zum Zeitpunkt, an dem die Gehirntemperatur 20 °C erreicht, wird daher Anästhesie nicht mehr benötigt (MAC=0) (AMMANN et al., 2004). Auch REGAN u. EGER (1967) berichten von einer MAC-Reduktion von Halothan und Methoxyfluran um 50% bei hypothermen Patienten mit einer Körpertemperatur von 28 °C im Vergleich zu normothermen Patienten.

Der verlangsamte Medikamentenmetabolismus führt des Weiteren zu einer Verlängerung der Aufwachphase (PANOSSIAN et al., 2008). Injektionsanästhetika werden langsamer metabolisiert und ausgeschieden, Inhalationsanästhetika werden durch die Hypothermie bedingte Hypoventilation verzögert abgeatmet. Eine Studie aus der Humanmedizin zeigte, dass ein intraoperativer Abfall der inneren Körpertemperatur um 2 °C die Aufwachphase um 40 Minuten verlängerte (LENHARDT et al., 1997). Verlangsamte Metabolisierung in der Leber kann einen Circulus vitiosus hervorrufen, da verzögerte Anästhetikametabolisierung verlängerte und relativ stärkere Wirkung der Medikamente bewirkt, wodurch thermoregulatorische Regelmechanismen vermindert werden.

Hämostase

Hypothermie erhöht durch Beeinträchtigung der Thrombozytenfunktion und der Enzyme der Gerinnungskaskade intra- und postoperative Blutverluste (RAJAGOPLAN et al., 2008). Die verlängerte Blutungszeit wird vor allem auf veränderte Thrombozytenfunktion zurückgeführt: mangelhafte Thromboxan A2-Ausschüttung, sowie Vermehrung der Rezeptoren für GMP140 (Thrombozyten-Oberflächenenzym), und Verminderung der Rezeptoren für den Thrombozyten-Glykoprotein Ib-IX-Komplex (MICHELSON et al., 1994).
MICHELSON et al. (1994) geben als weiteren Grund für mangelhafte Blutgerinnung Thrombozytopenie als Folge von Thrombozytensequestrierung in Milz und Leber, Knochenmarkssuppression oder disseminierte intravaskuläre Koagulation an.
Hypothermie kann zu Gewebsschädigung führen, wodurch es zur Freisetzung von Thromboplastin kommt, das wiederum eine Rolle bei der Entstehung von DIC (Disseminated Intravascular Coagulopathy) spielen kann (PAUL et al., 1981). Thrombozytenfunktion ist vor allem von lokaler

Temperatur abhängig und weniger von der Kerntemperatur, jedoch wird die Wundtemperatur großteils von der Kerntemperatur festgelegt (PENZLIN, 2007).
Verlängerte Prothrombinzeit und partielle Thromboplastinzeit basieren nach ROHRER et al. (1992) auf direkter Beeinflussung der Gerinnungsfaktoren. Es ist jedoch zu beachten, dass verlängerte Gerinnungszeiten im Rahmen von Routine-Koagulationstests nicht festgestellt werden können, wenn diese bei einer für diese Tests üblichen Temperatur von 37 °C durchgeführt werden. Somit ist es notwendig den Temperaturbereich, in welchem der Test durchgeführt wird, der Körpertemperatur des Patienten anzupassen (PENZLIN, 2007).

Wundinfektion/Wundheilungsstörungen

Für hypotherme Patienten besteht ein höheres Risiko für postoperative Wundinfektionen bzw. für Wundheilungsstörungen im Vergleich zu normothermen Patienten (FLORES-MALDONADO et al., 2001; PIETSCH et al., 2007). XIAO u. REMICK (2005) wiesen eine erniedrigte Zahl von Leukozyten, besonders neutrophiler Granulozyten, im Blut hypothermer Mäuse nach. BEILIN et al. (1998) berichten, dass es durch Hypothermie zu verminderter Aktivierung von Leukozyten kommt, sowie zu reduzierter Produktion bestimmter Zytokine, vor allem Interleukin 1 (IL-1) und Interleukin 2 (IL-2). IL-2 fungiert unter anderem als Wachstumsfaktor für T-Lymphozyten und stimuliert die Produktion von T-Zell-„derived" Zytokinen sowie von Zytokinen zur Aktivierung von B-Lymphozyten. Eine verminderte Produktion von IL-2 führt somit zu einer erhöhten Empfänglichkeit für Infektionen (BEILIN et al., 1998). IL-1 gehört zur Gruppe der proinflammatorischen Zytokine, die zur Beschleunigung der Wundheilung beitragen, v.a. durch Induktion der Angiogenese und Aktivierung von Fibroblasten (BEILIN et al., 1998). Hypothermie wird des Weiteren mit verminderter Phagozytenaktivität assoziiert. Dies inkludiert verminderte Migration der polymorphnuklearen Zellen, verminderte Superoxid-Anion-Produktion und verminderte Abtötung von Bakterien (BEILIN et al., 1998).
Die durch Hypothermie verursachte postoperative Vasokonstriktion reduziert die Sauerstoffspannung im Gewebe, was eine Verminderung der oxidativen Abtötung von Erregern durch neutophile Granulozyten mit sich zieht. Des Weiteren wird durch diesen Sauerstoffmangel die Wundheilung durch verzögerten Kollagenabbau verlängert (KURZ et al., 1996).

Gastrointestinale Konsequenzen

Temperaturen unter 34 °C vermindern die intestinale Motilität. Unter 28 °C besteht die Möglichkeit der Entstehung eines Ileus (WONG et al., 2004). In Tierstudien wurde festgestellt, dass Hypothermie die Produktion von Magensäure erhöht und Bikarbonatsekretion im Duodenum vermindert, wodurch prädisponierenden Faktoren von Schleimhautschädigungen in Magen und Duodenum vorliegen (TAKEUCHI et al., 1999).

Neurologische Konsequenzen

Durch verminderten zerebralen Blutfluss bei milder bis moderater Hypothermie und verminderter zerebraler Autoregulation kann es zu geistiger Verwirrtheit kommen (STONEHAM u. SQUIRES, 1992). MALLET (2002) berichtet jedoch, dass die zerebrale Autoregulation bis 25 °C aufrechterhalten bleibt.
Der zerebrale Blutfluss wird pro Absenken um 1 °C um 6-7% vermindert (MALLET, 2002).
Schwere Hypothermie kann bis zum Koma führen. WONG et al. (2004) geben an, dass dieser Zustand bei Temperaturen unter 30 °C auftritt.
Hypothermiebedingt kommt es auch zur Beeinträchtigung von Reflexen. WONG et al. (2004) berichten von Hyperreflexie und verzögertem Pupillarreflex bei moderater Hypothermie. Körpertemperaturen unter 28 °C führen zu Verlust von Pupillar- und Lidreflex, sowie genereller Areflexie. Wie bereits erwähnt kommt es auch durch verlängerte Anästhetikawirkung zur verlängerten Dämpfung des zentralen Nervensystems (ZNS).

Hormonelle Konsequenzen

Freisetzung von Hormonen ist temperaturabhängig. Hypothermie induziert verminderte ACTH- und dadurch adrenale Kortikoid-Ausschüttung (BIGELOW u. SIDLOFSKY, 1961). Dadurch kann es bei einem chirurgischen Trauma zu einer verminderten Ausschüttung von Kortikoiden kommen, was wiederum zu plötzlichem kardiovaskulären Kollaps führen kann (WATERMAN, 1975).

Kältezittern

Postoperatives Kältezittern bedingt eine Erhöhung der metabolischen Rate und somit des Sauerstoffverbrauchs durch vermehrte Muskelarbeit. HANANIA u. ZIMMERMANN (1999) geben eine zwei- bis fünffache Erhöhung des Metabolismus durch Zittern bei milder Hypothermie an. Während BAY et al. (1968) bzw. MACINTIRE et al. (1987) von einer Erhöhung von 300-400% berichten, geben SCHERER (1997) und FRANK et al. (1995) einen erhöhten Sauerstoffverbrauch durch Kältezittern von nur 40% an. Letztgenannter führt die unterschiedlichen Messergebnisse auf unterschiedliche Messtechniken zurück. Auch KANZLOW-BLEYL u. KRÜGER (www.tu-dresden.de) berichten über einen erhöhten Sauerstoffverbrauch von nur 40% durch postoperatives Zittern.

Während im Bereich der Humanmedizin das Thema postoperatives Kältezittern gut erforscht ist, gibt es im Bereich der Veterinärmedizin bis dato noch keine Studien bezüglich der Häufigkeit des Auftretens und der Therapie von Kältezittern.

Die Inzidenz des postoperativen Kältezitterns steht im Zusammenhang mit den verwendeten Anästhetika. HOLDCROFT et al. (1979) berichten von erhöhter Inzidenz für postoperatives Kältezittern bei Halothan-Anästhesien im Vergleich zu Fentanyl-Anästhesien. CHEONG u. LOW (1995) zeigten ein häufigeres Auftreten von Kältezittern bei Patienten mit Isofluran - Anästhesie im Vergleich zu Patienten mit Propofol-Anästhesie. Insgesamt gibt es die höchste Inzidenz von postoperativem Kältezittern bei lachgassupplimentierten Inhalationsanästhesien, die niedrigste Inzidenz bei totaler intravenöser Anästhesie mit Propofol (SCHÄFER u. KUNITZ, 2002). Lokalanästhesien beeinflussen je nach Größe der anästhesierten Region die Thermoregulation. Bei axillärer Plexusanästhesie ist der Einfluss beispielsweise geringer als bei der Spinalanästhesie. LESLIE u. SESSLER (1996) zeigten ein Absinken der Schwellentemperatur für postanästhetisches Kältezittern, das proportional zur Höhe der Spinalanästhesie war.

Postoperatives Kältezittern kann in Kombination mit anästhesiebedingten respiratorischen Imbalancen zu Hypoxie führen. Selbst bei pulmonal gesunden Patienten kann eine Abnahme der peripheren Sauerstoffsättigung beobachtet werden. JONES u. McLARREN (1965) berichten hierbei von Werten bis unter 80%. Vor allem Patienten mit pulmonalen Problemen und ihrer verminderten Kompensationsmöglichkeit sind von Sauerstoffsättigungsabfällen besonders bedroht.

Der durch Kältezittern erhöhte Energie- und Sauerstoffbedarf führt zu einer Anpassung der Kreislauftätigkeit mit erhöhtem Herzzeitvolumen, Gefäßtonus und effektiven intravasalen Volumen (SCHÄFER u. KUNITZ, 2002). Bei Patienten mit koronarer Herzkrankheit besteht durch diese gesteigerte Kreislaufbelastung die Gefahr einer Myokardischämie und eines postoperativen Myokardinfarktes. Bei Patienten mit Herzinsuffizienz kann die erforderliche Erhöhung der Herzarbeit zu akuter Dekompensation führen (FRANK et al., 1993).

Eine weitere Folge des Kältezitterns ist eine Erhöhung des intraokulären Druckes. Dies kann besonders bei Patienten mit vorangegangener Augenoperation zu Gefährdungen des Operationserfolges aufgrund von möglichen Nahtinsuffizienzen führen (MAHAJAN et al., 1987). Des Weiteren können durch die gesteigerte Muskelaktivität postoperative Schmerzen verstärkt werden (SCHÄFER u. KUNITZ, 2002).

Die Überwachung des Patienten kann ebenfalls beeinträchtigt werden, da es zu Artefakten und Fehlalarmen des EKGs und der Pulsoximetrie, sowie zu Abbrüchen der Messung bei der nicht invasiven Blutdruckmessung kommen kann (SCHÄFER u.KUNITZ, 2002).

WONG et al. (2004) berichten vom Sistieren des Kältezitterns bei moderater und schwerer Hypothermie.

Das Auftreten von Kältezittern kann durch Verminderung der perioperativen Wärmeverluste durch Wärmematten, Wärmestrahler, Warmluft oder Verwendung warmer Infusion reduziert bzw. verhindert werden. Tritt es postoperativ trotzdem auf, sollte auf jeden Fall mit der äußeren Wärmezufuhr fortgefahren werden. Es besteht jedoch auch die Möglichkeit, Kältezittern medikamentell zu therapieren. Ein häufig in der Humanmedizin eingesetztes Medikament ist Clonidin, ein zentral wirksamer α_2-Agonist. Durch die Abnahme der thermoregulatorischen Schwellentemperatur kommt es zu einer zentralen Beeinträchtigung der Thermoregulation, wodurch auch die Temperaturschwellen für periphere Vasokonstriktion und Kältezittern vermindert werden. Clonidin wirkt dosisabhängig gegen Kältezittern, wobei in mehreren Studien gezeigt wurde, dass bei prophylaktischer Anwendung die Häufigkeit und Dauer des Zitterns vermindert werden kann, ohne die Aufwachphase dabei zu verlängern (GRUNDMANN et al., 1997; HORN et al., 1997; JORIS et al., 1993; VANDERSTAPPEN et al., 1996).

Dexmedetomidin ist im Vergleich zu Clonidin achtmal mehr selektiv für α_2-Rezeptoren. Auch durch diesen α_2-Agonisten konnte ein deutliches Absenken des Schwellenwertes für Kältezittern festgestellt werden (TALKE et al., 1997). Viele Opioide wurden in der Therapie des Kältezitterns verwendet, wobei die agonistische Wirkung am Kappa-Rezeptor für die Wirkung ausschlaggebend sein dürfte. Am bekanntesten ist die Verwendung von Pethidin, jedoch eignen sich auch Nalbuphin, Pentazocin, Dynorphin und Tramadol (MOHTA et al., 2009).

3. Material und Methode

3.1. Material

Die zu untersuchende Population umfasste Katzen, die an der Klinik für Chirurgie und Augenheilkunde der Veterinärmedizinischen Universität im Zeitraum von August 2005 bis Dezember 2006 vorstellig wurden und zum Zwecke eines chirurgischen Eingriffes eine Allgemeinanästhesie erhielten.

Von der Studie ausgeschlossen wurden:
- Tiere jünger als 6 Monate oder älter als 15 Jahre
- ASA 3, ASA 4 oder ASA 5 Patienten
ASA steht für „American Societey of Anesthesiologists". Eine Einteilung in ASA Gruppen beschreibt den Risikograd, den die Anästhesie für den jeweiligen Patienten darstellt, wobei ASA 1 geringes Risiko und ASA 5 ein hohes Risiko aufgrund des allgemeinen Zustandes des Patienten darstellt (GILROY, 1992).

- ASA 1: Patient ohne organischen Schaden
- ASA 2: Patient mit geringem organischen Schaden
- ASA 3: Patient mit schweren systemischer Erkrankung, die die Körperaktivität einschränkt, aber nicht verhindert
- ASA 4: Patient mit aktivitätseinschränkender Erkrankung in ständiger Lebensgefahr
- ASA 5: Todkranker Patient, der im Verdacht steht, mit oder ohne chirurgischem Eingriff 24 Stunden nicht zu überleben

- Patienten mit erhöhter oder erniedrigter präoperativer Rektaltemperatur
    - Als Normwerte für Katzen wurde der an der Veterinärmedizinischen Universität Wien gelehrte Normothermiebereich von 38,0 bis 39,3 °C (BAUMGARTNER, 1999) festgelegt.
- Patienten mit einem Felinen Body Mass Index über 30 bzw. unter 10%

Der Feline Body Mass Index wurde durch folgende Formel errechnet:

$$\text{Körperfett} = \frac{(RC/0{,}7067) - \text{Lim}}{0{,}9156} - \text{Lim}$$

RC = Körperumfang in Zentimeter auf Höhe der 9. Rippe
Lim = Distanz in Zentimeter zwischen Patella und Tuber calcanei der linken Hinterextremität
Formel: BUTTERWICK, 2000

- Patienten, deren Anästhesiedauer unter 60 Minuten betrug
- Patienten, die Operationen mit Eröffnung von Körperhöhlen erhielten
- Patienten, an denen eine Epidural-/ Spinalanästhesie bzw. jede andere Form von Lokalanästhesie durchgeführt wurde

Dreißig in diese Studie aufgenommene Katzen wurden randomisiert in zwei Gruppen (Gruppe M und Gruppe O) zu je 15 Tieren eingeteilt.

Gruppe M bezeichnet jene Gruppe, deren intravenös verabreichte Infusionslösung mittels einer Infusionswärmepumpe erwärmt wurde.

Gruppe O bezeichnet jene Gruppe, deren intravenös verabreichte Infusionslösung Raumtemperatur hatte.

Gruppe M						
Nummer	Alter	Geschl.	BMI	IKT prä rektal	Operation	Dauer
1	8M	m	22,8%	38,0 °C	Wundsanierung	63 min
2	5J 6M	wk	28,4%	38,8 °C	Reposition Femur	86 min
3	1J 1M	mk	26,0%	38,4 °C	Osteosynthese	146 min
4	1J 7M	mk	28,6%	39,1 °C	Entfernung Fixateur ext.	61 min
5	10J 2M	mk	29,6%	38,4 °C	Entfernung Fixateur ext.	60 min
6	3M 18T	w	22,8%	38,3 °C	Entropiumkorrektur	60 min
7	1J	mk	27,4%	38,4 °C	Osteosynthese	162 min
8	2J 1M	mk	29,4%	38,5 °C	Osteosynthese	129 min
9	4J	mk	22,7%	38,3 °C	Osteosynthese	122 min
10	4J	wk	29,4%	39,2 °C	Osteosynthese	155 min
11	1J 3M	mk	26,3%	38,9 °C	Osteosynthese	221 min
12	1J 2M	m	12,8%	38,3 °C	Implantatentfernung	81 min
13	1J	w	22,3%	38,2 °C	Wundsanierung	98 min
14	1J 5M	wk	16,0%	38,4 °C	Osteosynthese	137 min
15	15J	wk	23,3%	38,7 °C	Keratektomie	139 min
MW	3J 2 M		24,5%	38,6 °C		145 min

Tab. 1a:

Alter, Geschlecht, Body Mass Index (BMI), innere rektale Körpertemperatur (IKT), Operation und Dauer der Anästhesie der Katzen der Gruppe M

Gruppe O						
Nummer	Alter	Geschl.	BMI	IKT prä rektal	Operation	Dauer
1	5J 6M	wk	22,5%	38,4 °C	Laterale Haltebandtechnik	122 min
2	12J 7M	m	28,6%	38,3 °C	Rhinotomie	105 min
3	7M 8T	w	22,8%	38,4 °C	Osteosynthese	123 min
4	11J 7M	wk	21,4%	38,5 °C	Enukleation	93 min
5	12J 1M	mk	28,7%	39,3 °C	Entfernung Fibrosarkom	142 min
6	10J 1M	wk	26,9%	38,3 °C	Bindehautflap	81 min
7	6J	w	25,8%	38,6 °C	TECA	144 min
8	1J	mk	28,9%	38,6 °C	Osteosynthese	189 min
9	5J	w	25,8%	39,1 °C	Osteosynthese	171 min
10	1J 3M	mk	26,3%	38,5 °C	Osteosynthese	166 min
11	6M	m	22,2%	38,9 °C	Osteosynthese	119 min
12	2J 3M	w	25,4%	39,3 °C	Osteosynthese	177 min
13	6J 5M	mk	20,9%	38,9 °C	Enukleation	102 min
14	6M	m	16,1%	38,7 °C	Osteosynthese	109 min
15	2J 7M	wk	20,7%	39,3 °C	TECA	176 min
MW	5 J 2 M		24,2%	38,7 °C		135 min

Tab. 1b:
Alter, Geschlecht, Body Mass Index (BMI), innere rektale Körpertemperatur (IKT), Operation und Dauer der Anästhesie der Katzen der Gruppe O

J: Jahre   w: weiblich   wk: weiblich, kastriert
M: Monate   m: männlich   mk: männlich, kastriert
T: Tage   Geschl.: Geschlecht
IKT prä rektal: rektale innere Körpertemperatur vor Anästhesie
BMI: Body Mass Index
Dauer: Anästhesiedauer
TECA: Total Ear Canal Ablation

3.2. Methode

Die Raumtemperatur im Vorbereitungsraum und im Operationssaal wurde vor Anästhesiebeginn jeder Katze mittels einer Temperatursonde (Universal-Temperaturfühler 21075A, Philips, Boeblingen, Germany) ermittelt. Aus den beiden erhaltenen Raumtemperaturen wurde ein Mittelwert errechnet. Basierend auf den erhaltenen Wert wurde jede Katze für die Analyse des Einflusses der Raumtemperatur in eine Raumtemperaturgruppe (RTG) eingeteilt. Diesbezüglich gab es 4 verschiedene Raumtemperaturgruppen: $RTG_{20-23°C}$, $RTG_{23-26°C}$, $RTG_{26-29°C}$ und $RTG_{29-32°C}$.

Die Patienten wurden klinisch untersucht und die innere Körpertemperatur mittels Rektalthermometer (Microlife MT 1831, Microlife, Heerbrugg, Switzerland) erhoben.
Der venöse Zugang erfolgte mittels eines 22G Venenverweilkatheters (Vasocan®, Braunüle®, B. Braun Austria GesmbH, Maria Enzersdorf, Österreich), welcher vorzugsweise an der Vena cephalica antebrachii oder an der Vena saphena lateralis bzw. der Vena saphena medialis gesetzt wurde.

Alle in diese Studie einbezogenen Katzen erhielten ein Standardanästhesieprotokoll.
Zur Prämedikation wurde den Patienten 0,1 mg/kg Methadon (Heptadon®, EBEWE Pharma GesmbH, Unterach, Österreich), 3 mg/kg Ketamin (Ketasol®, Dr. E. Gräub AG, Bern, Schweiz), sowie 0,2 mg/kg Midazolam (Midazolam 250 mg/50ml, Mayrhofer Pharmazeutika, Linz, Österreich,) IV verabreicht. Unmittelbar nach Applikation der Prämedikation wurde mit der IV Infusion von Ringer Laktat (Ringer Laktat „Fresenius", Fresenius Kabi Austria GmbH, Graz, Österreich) mit einer Infusionsgeschwindigkeit von 10 ml/kg/h begonnen. Hierfür wurden Infusionspumpen (Heska TM, Vet/IV TM 2.2, Heska Corporation, USA) verwendet. Während Gruppe O eine Infusionslösung verabreicht wurde, die Raumtemperatur besaß, erhielt Gruppe M eine Infusionslösung, die mittels einer Infusionswärmepumpe (Hotline2 Fluidwarmer, Smiths Medical ASD, Inc., Rockland, USA) erwärmt wurde.
(Funktionsweise des Hotline Fluidwarmers am Ende des Kapitels)

Die Patienten beider Gruppen befanden sich zum Zeitpunkt der Prämedikation direkt auf einer Warmwasserwärmematte (Gaymar, T/Pump, Invatech GmbH & Co, Hamburg, Deutschland) mit einer Wassertemperatur von 42 °C.
Die Einleitung erfolgte mittels Propofol (Propofol 1% „Fresenius", Fresenius Kabi Austria GmbH, Graz, Österreich) IV nach Effekt, anschließend wurden die Katzen intubiert, an ein halbgeschlossenes Kreisatemsystem angeschlossen und mit Isofluran (Isoflo®, Abbott Laboratories

Ltd, Queenborough, UK) in 100% Sauerstoff erhalten. Der Sauerstoff-Flow betrug 200 ml/kg/min. Des Weiteren wurde Fentanyl (Fentanyl - Janssen 0,5 mg - Ampullen, Janssen - Cilag Pharma, Wien, Österreich) als Dauertropfinfusion (DTI) mit einer Dosierung von anfänglich 20 µg/kg/h verabreicht. Die Fentanyldosierung wurde intraoperativ den Bedürfnissen des Patienten angepasst (9-29 µg/kg/h). Fentanyl wurde mithilfe eines Perfusomaten (Perfusor® compact, B. Braun Austria GesmbH, Maria Enzersdorf, Österreich) verabreicht.

Nach der Einleitung wurden die Patienten an das Monitoring System angeschlossen. Herzfrequenz (Schläge/min) via Elektrokardiogramm (EKG), Hämoglobin-Sauerstoffsättigung und Pulsfrequenz via Pulsoximeter (SpO_2), innere Körpertemperatur (IKT) via Temperatursonde im Ösophagus und Rektum (Universal-Temperaturfühler 21075A, Philips, Boeblingen, Germany), sowie nicht invasive Blutdruckmessung via Manschette wurden über den Hewlett Packard CMS Monitor (Hewlett Packard, Böblingen, Deutschland) aufgezeichnet und auf einen Laptop übertragen. Das Pulsoximeter wurde an der Zunge angebracht. War dies aus operationstechnischen Gründen nicht möglich, so wurde es an die Ohrmuschel oder an einen Zehenballen angebracht, falls diese unpigmentiert waren.

Die Elektroden für die Elektrokardiographie wurden an den Metacarpal- bzw. Metatarsalballen von 3 Extremitäten fixiert.

Nicht invasive Blutdruckmessung erfolgte auf oszillometrische Weise, wobei die Manschette proximal des Carpus bzw. distal des Tarsus angebracht wurde.

Die Messung der inneren Körpertemperatur erfolgte durch eine in den Ösophagus, sowie durch eine in das Rektum eingeführte Temperatursonde.

Die Temperatursonde im Ösophagus wurde nach äußerem Abmessen der Distanz Maul caudaler Scapularand über die Maulhöhle bis auf Höhe der Herzbasis in die Speiseröhre eingeführt and anschließend mit einem Klebeband distal am Tubus fixiert, um eine Veränderung der Lage zu verhindern.

Die rektale Temperatursonde wurde ins Rektum so weit wie möglich eingeführt, jedoch mindestens 3 cm tief und anschließend mittels Klebeband am Schwanz des Tieres fixiert.

Bei der Temperatursonde handelt es sich um ein Thermoelement, dessen Temperaturmessung auf einem Thermistor basiert. Ein Thermistor ist ein elektrischer Widerstand, der seinen spezifischen Widerstand unter dem Einfluss der Temperatur ändert. Mit steigender Temperatur sinkt der Widerstand. Der Widerstand wird mit Hilfe des Stromes durch den Thermistor gemessen und die dabei entstehende Spannung bestimmt. Auf indirekte Weise kann somit die Körpertemperatur berechnet werden. Die Temperatursonde arbeitet mit einer Messgenauigkeit von +/- 0,1 °C im

Temperaturbereich von 25 bis 45 °C, bzw. mit einer Messgenauigkeit von 0,2 °C in anderen Temperaturbereichen (www.medical.philips.com).

Zur Aufzeichnung der Ventilationsparameter wurde ein Hewlett Packard M1026A Kapnograph (Hewlett Packard, Böblingen, Deutschland) verwendet. Die Werte für Atemfrequenz (Atemzüge/min), endexspiratorisches Kohlendioxid ($FE´CO_2$ in mmHg), endexspiratorische Isoflurankonzentration ($FE´iso$ in Volumsprozent) wurden ebenfalls auf den Laptop übertragen. Alle erhobenen Werte wurden kontinuierlich erhoben und minütlich aufgezeichnet.

Die Anästhesietiefe wurde durch Überprüfung von Kiefertonus, Lidreflex sowie der Vitalparameter bestimmt und den Erfordernissen angepasst.

Hypotensiven Patienten mit einem mittleren Blutdruck unter 60 mmHg wurde Hetastarch (Voluven®, Fresenius Kabi Austria GmbH, Graz, Österreich) in einer Dosierung von 4 ml/kg IV als Bolus verabreicht und wenn notwendig wiederholt.
Das für Gruppe M verwendete Hetastarch wurde in einem Wärmeschrank (Memmert, Modell 400, D06060, memmert GmbH & Co KG, Schwabach, Germany) gewärmt, während jenes für Gruppe O Raumtemperatur hatte.
Stieg der Blutdruck trotz zweimaliger Hetastarchgabe nicht an, wurde eine Dauertropfinfusion mit dem Sympathomimetikum Dobutamin (Dobutamin „Nycomed", Nycomed Austria GmbH, Linz, Österreich), mit einer Dosierung von 1 µg/kg/min, die gegebenenfalls bis auf 5 µg/kg/min erhöht wurde, gestartet.

Im Rahmen dieser Studie wurde der Temperaturverlauf der zwei Gruppen während der ersten 60 Minuten der Anästhesie verglichen. Hierfür wurden 4 Messpunkte bestimmt. T0 entspricht dem Zeitpunkt der Prämedikation, T20, T40 und T60 stehen für 20, 40 bzw. 60 Minuten nach Verabreichung der Prämedikation.
Aufgrund der relativ großen Schwankungsbreite des Normothermiebereiches von Katzen (38,0 bis 39,3 °C), wurde für die statistische Analyse die Körpertemperatur der Katzen in °C in % von T0 (=100%) umgerechnet bzw. als prozentueller Abfall der inneren Körpertemperatur als Delta T (ΔT) ausgedrückt.

Um den Zusammenhang zwischen dem Grad der Hypothermie und dem Ausmaß der ausrasierten und desinfizierten Körperoberfläche zu ermitteln, wurden die Katzen in 2 Gruppen eingeteilt. Katzen der Gruppe „Großflächig" wurde zumindest eine Extremität fast zur Gänze rasiert bzw. eine

Rasurfläche am Rumpf von mindestens 100 cm^2. Katzen der Gruppe „Kleinflächig" wurden gar nicht rasiert bzw. unter 100 cm^2.

Die Aufwachphase der Tiere wurde gefilmt, um allfällige Besonderheiten, die in Zusammenhang mit Hypothermie gebracht werden konnten festzuhalten.
Um Einflüsse der inneren Körpertemperatur am Ende der Anästhesie auf den Verlauf der Aufwachphase festzustellen, wurde sowohl die Dauer zwischen Anästhesieende und Extubation, als auch die Dauer zwischen Anästhesieende und Sternallage gemessen. Als Anästhesieende wurde der Zeitpunkt des Abschaltens des Verdampfers festgelegt.
Des Weiteren wurde Kältezittern sowie die Notwendigkeit der Verwendung einer mit Warmluft betriebenen Wärmevorrichtung (Warm Touch TM, Mallinckrodt Medical GmbH, Hennef-Sieg, Deutschland) vermerkt. Diese warmluftbetriebene Wärmevorrichtung wurde jeweils bei Patienten mit Kältezittern verwendet bzw. bei Patienten mit einer Körpertemperatur von unter 37 °C, auch wenn diese kein Kältezittern zeigten.
Lag die innere Körpertemperatur zu Beginn der postoperativen Phase unter 37 °C, erfolgte durch rektale Messung eine regelmäßige Kontrolle im Abstand von 5 Minuten, bis eine Temperatur von 37 °C erreicht wurde.
Trat bei einem Tier Kältezittern auf, wurde jene Temperatur vermerkt, bei welcher dieses nicht mehr vorhanden war.

Funktionsweise des Hotline2 Fluidwarmers:
Am Hotline2 Fluidwarmer unterscheidet man einen Geräteteil und einen Patiententeil. Im Geräteteil befindet sich destilliertes Wasser, das auf eine Temperatur von 41 °C erwärmt wird. Vom Geräteteil zieht der trippellumige Patiententeil zum Patienten. Im Ausgangsbereich des Patiententeils vom Geräteteil wird die Infusion über ein Infusionsbesteck mit dem Patiententeil verbunden, die Infusion fließt im inneren Lumen Richtung Patient.
Das im Geräteteil erwärmte Wasser zirkuliert nun im äußeren Teil des trippellumigen coaxialen Patiententeils, wodurch die Infusion auf der Strecke zum Patienten aktiv erwärmt wird. Die Erwärmung basiert auf dem Prinzip des Gegenstromaustausches. Auf diese Weise werden Infusionen auf Temperaturen zwischen 38,0 und 39,0 °C erwärmt (SCHNOOR et al., 2006).

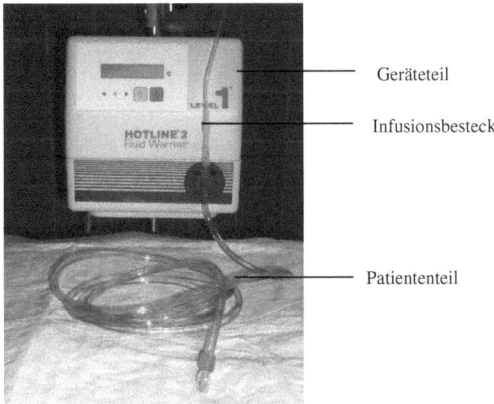

Geräteteil
Infusionsbesteck
Patiententeil

Abb. 6: Hotline® 2 Fluid Warmer, Level 1, Smiths Medical ASD, Inc., Rockland

3.2.1. Studiendesign

Hierbei handelt es sich um eine prospektive klinische Studie, bei der die Katzen randomisiert in 2 Gruppen (Gruppe M und Gruppe O) eingeteilt wurden.

2.2.2. Statistik

Für die statistische Auswertung wurden deskriptive Statistik, Überprüfung auf Normalverteilung (Wilcoxon-Mann-Houston-Test), Students t-tests, Zwei-Wege-ANOVA und Co-Varianzanalysen durchgeführt. Als statistisch sugnifikant galten p-Werte≤ 0,05.

4. Ergebnisse

4.1. Body Mass Index (BMI)

Die Werte des BMI lagen zwischen 16 und 29,6% (Mittelwert 24,5%) bzw. zwischen 16 und 28,9% (Mittelwert 24%) für Gruppe M respektive Gruppe O. Es bestand kein statistisch signifikanter Unterschied zwischen den beiden Gruppen (p=0,750).

4.2. Verlauf der inneren Körpertemperatur während der ersten 60 Minuten Anästhesie

Um den Einfluss der großen Schwankungsbreite des Normothermiebereiches von Katzen (38,0 bis 39,3 °C) zu eliminieren, wurde die innere Körpertemperatur der Patienten zu den Messpunkten T20, T40 und T60 in % der Ausgangstemperatur T0 (=100%) berechnet.

Gruppe M
Abbildung 7 und 8 zeigen die graphische Darstellung des Temperaturverlaufes der IKT der einzelnen Katzen der Gruppe M in °C bzw. in % von T0. Die jeweiligen Tabellen mit den Daten sind im Anhang hinzugefügt.

Zum Messpunkt T20 hatten Katzen der Gruppe M zwischen 101,3 und 99,0% (Mittelwert 100,03%) zum Messpunkt T40 zwischen 101,0 und 96,7% (Mittelwert 98,57%) und zum Messpunkt T60 zwischen 101,0 und 94,2% (Mittelwert 97,37%) der Ausgangstemperatur T0.
Bezüglich der Ausgangstemperatur bestand zum Messpunkt T20 keine signifikante Abweichung (p=0,88), zum Messpunkt T40 (p=0,002) und T60 (p=0,0008) lag jedoch ein signifikanter Unterschied vor.
Delta T (ΔT) der Messzeitpunkte T20, T40 und T60 der Gruppe M lag bei +0,03%, -1,43% respektive -2,63%.

Gruppe O

Abbildung 9 und 10 zeigen die graphische Darstellung des Temperaturverlaufes der IKT der einzelnen Katzen der Gruppe O in °C bzw. in % von T0. Die entsprechenden Tabellen wurden im Anhang hinzugefügt.

Zum Messpunkt T20 hatten Katzen der Gruppe O zwischen 100,7 und 97,5% (Mittelwert 99,23%), zum Messpunkt T40 zwischen 101,3 und 94,4%, (Mittelwert 97,64%) und zum Messpunkt T60 zwischen 100,3 und 92,8% (Mittelwert 96,06%) der Ausgangstemperatur T0.

Zu allen Messpunkten bestand eine signifikante Abweichung bezüglich der Ausgangstemperatur T0 (T20: p=0,022, T40: p=0,001 bzw. T60: p<0,001).

Delta T der Messzeitpunkte T20, T40 und T60 der Gruppe O lag bei -0,77%, -2,36% bzw. -3,94%.

Vergleich von Gruppe M und Gruppe O

Die graphische Darstellung des Vergleiches des Temperaturverlaufes beider Gruppen ist in Abbildung 11 dargestellt. Die Tabelle mit den jeweiligen Werten wurde im Anhang hinzugefügt.

Zu den Messpunkten T20 (p=0,02), T40 (p=0,04) und T60 (p=0,05) gab es signifikante Unterschiede zwischen den beiden Gruppen.

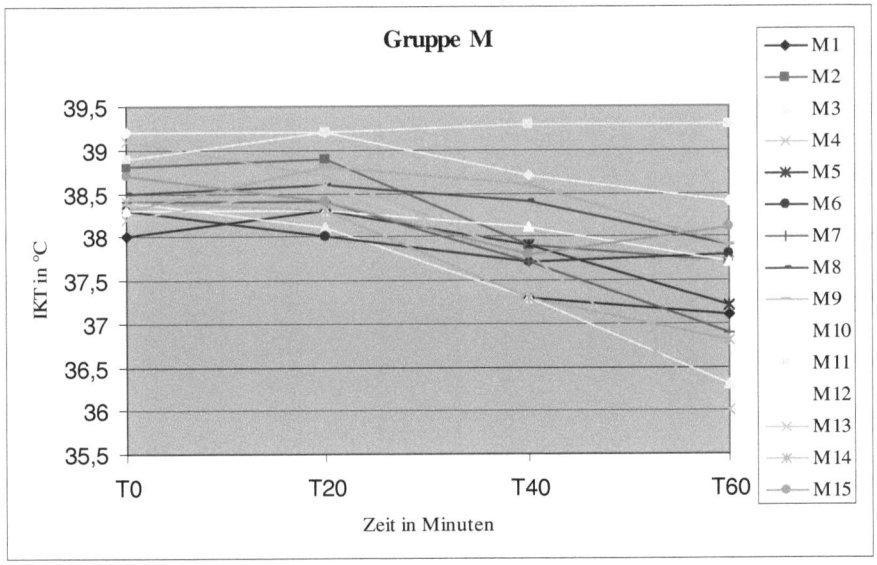

Abb. 7: Verlauf der inneren Körpertemperatur in °C der einzelnen Katzen der Gruppe M (n=15) während der ersten 60 Minuten Anästhesie

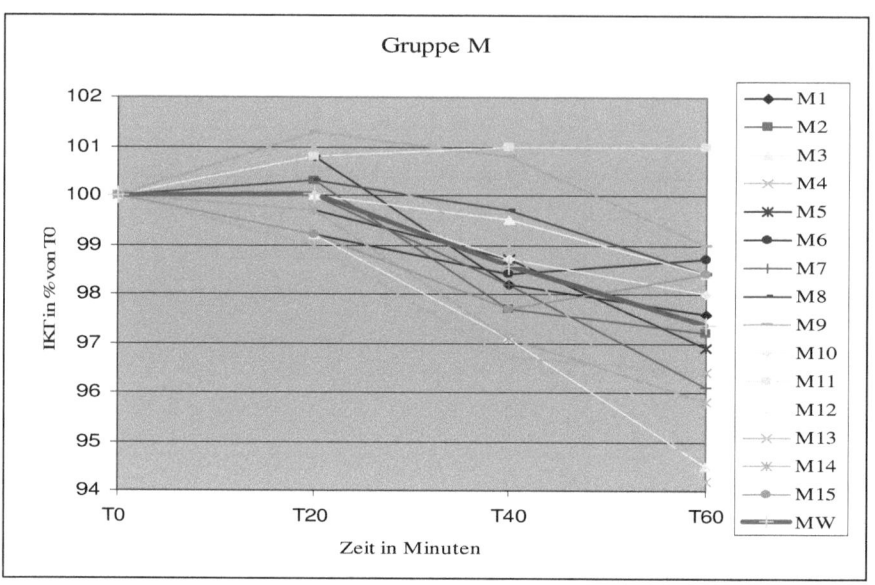

Abb. 8: Verlauf der inneren Körpertemperatur in % der Ausgangstemperatur T0 der einzelnen Katzen der Gruppe M (n=15) während der ersten 60 Minuten Anästhesie; MW: Mittelwert

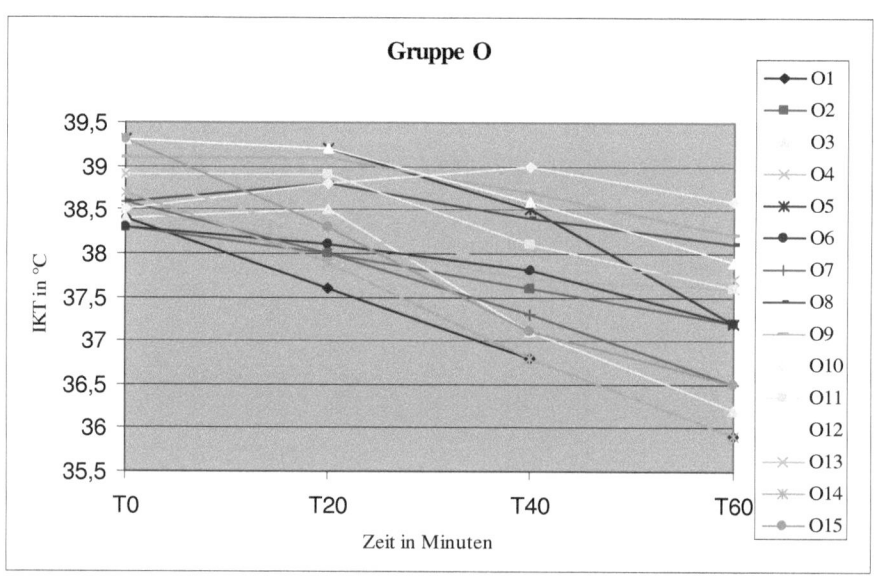

Abb. 9: Verlauf der inneren Körpertemperatur in °C der einzelnen Katzen der Gruppe O (n=15) während der ersten 60 Minuten Anästhesie

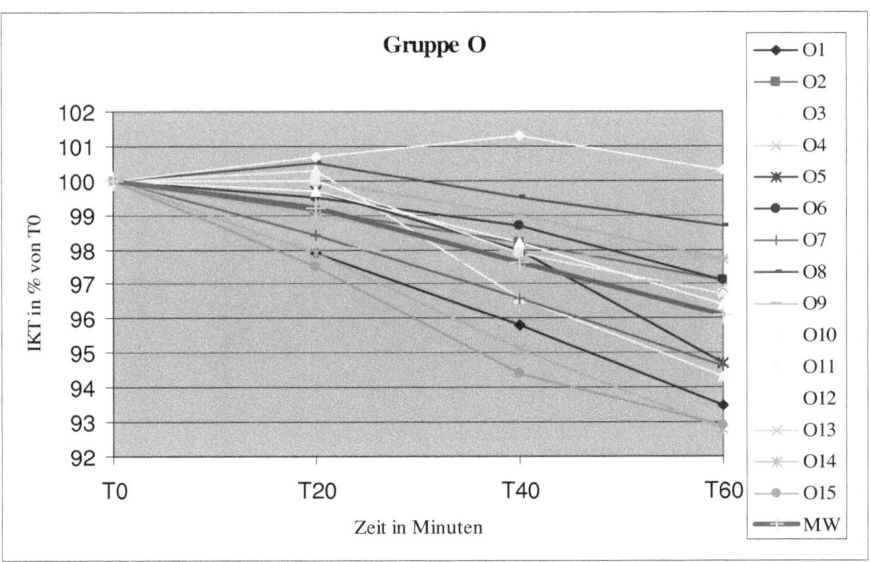

Abb. 10: Verlauf der inneren Körpertemperatur in % der Ausgangstemperatur T0 der einzelnen Katzen der Gruppe O (n=15) während der ersten 60 Minuten Anästhesie; MW: Mittelwert

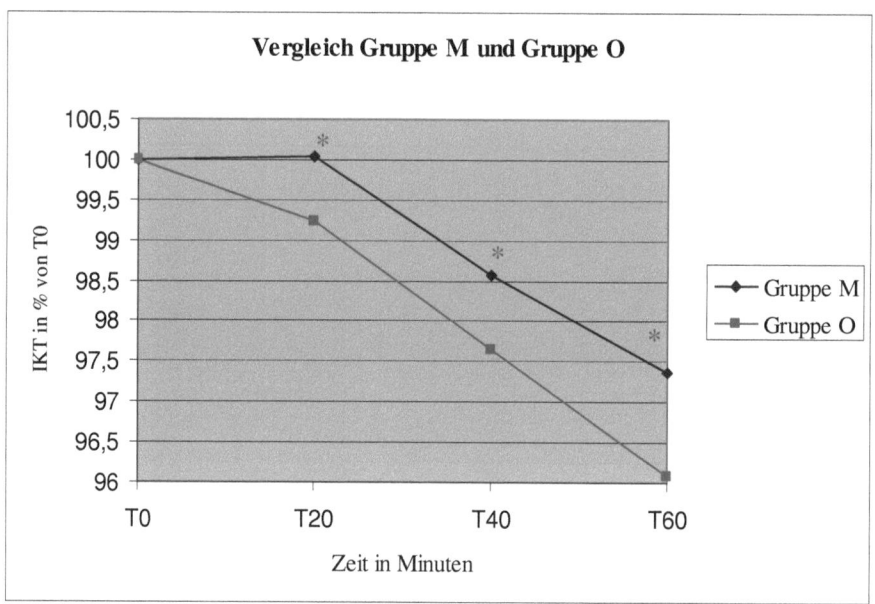

Abb. 11: Vergleich der Mittelwerte des Abfalls der inneren Körpertemperatur in % der Ausgangstemperatur T0 der Gruppe M (n=15) und Gruppe O (n=15) zu den Messpunkten T0, T20, T40 und T60
* signifikanter Unterschied zwischen den beiden Gruppen (p<0,05)

4.3. Einfluss der Raumtemperatur auf den Verlauf der inneren Körpertemperatur während der ersten 60 Minuten Anästhesie

Durch eine Kovarianz-Analyse konnte ein signifikanter Einfluss der Raumtemperatur auf die innere Körpertemperatur in beiden Gruppen festgestellt werden.
Der Bonferroni posthoc Test zeigte, dass Raumtemperaturen unter 26 °C einen statistisch signifikanten Einfluss auf den Abfall der inneren Körpertemperatur hatten (p=0,002).

Die Raumtemperaturen lagen zwischen 21,3 und 30,6 °C (Mittelwert 24,9 °C) bzw. zwischen 21,5 und 29,9 °C (Mittelwert 24,6 °C) für die Gruppe M respektive Gruppe O. Es bestand kein statistisch signifikanter Unterschied zwischen den beiden Gruppen (p<0,74).
Aufgrund des Mittelwertes der Raumtemperatur wurden die Katzen in 4 unterschiedliche Raumtemperaturgruppen (RTG) eingeteilt: $RTG_{20-23°C}$, $RTG_{23-26°C}$, $RTG_{26-29°C}$ und $RTG_{29-32°C}$.
Die Verteilung der Katzen in die jeweiligen Raumtemperaturgruppen wurde in Tabelle 2 dargestellt.

	$RTG_{20-23°C}$	$RTG_{23-26°C}$	$RTG_{26-29°C}$	$RTG_{29-32°C}$
Gruppe M (n=15)	3 (20%)	8 (53,3%)	3 (20%)	1 (6,7%)
Gruppe O (n=15)	3 (20%)	10 (66,6%)	1 (6,7%)	1 (6,7%)

Tab. 2: Anzahl der Katzen in der jeweiligen Raumtemperaturgruppe (RTG), in Klammer prozentueller Anteil von Gruppe M bzw. O

Aus den Werten der inneren Körpertemperatur der Katzen der jeweiligen Raumtemperaturgruppen wurden Mittelwerte errechnet. Diese wurden getrennt für Gruppe M und Gruppe O in Abbildung 12-15 graphisch dargestellt. Die Tabelle mit den entsprechenden Werten wurde im Anhang hinzugefügt.
In Tabelle 3 wird der durchschnittliche relative Abfall der inneren Körpertemperatur (ΔT) der Gruppen M und O der jeweiligen Raumtemperaturgruppe angegeben.

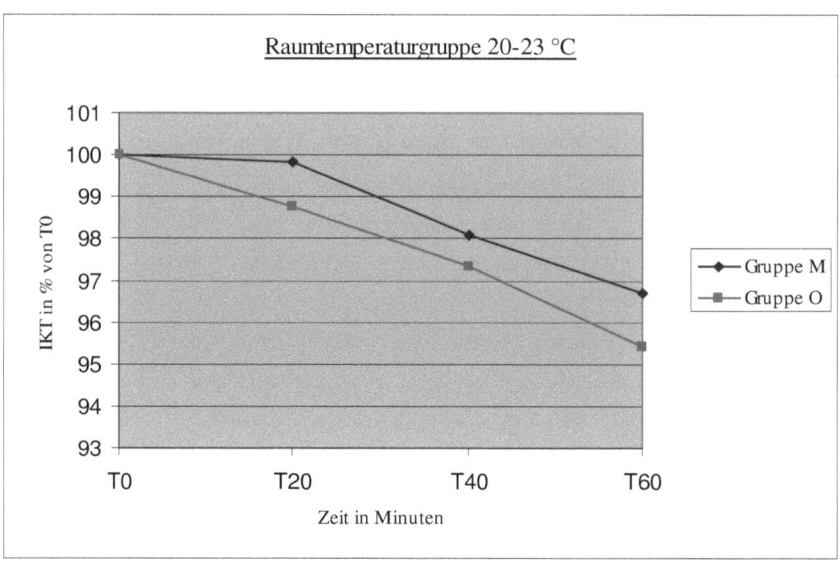

Abb. 12: Vergleich der Mittelwerte der Gruppe M (n=3) und Gruppe O (n=3) der RTG$_{20-23°C}$ zu den Messpunkten T0, T20, T40 und T60

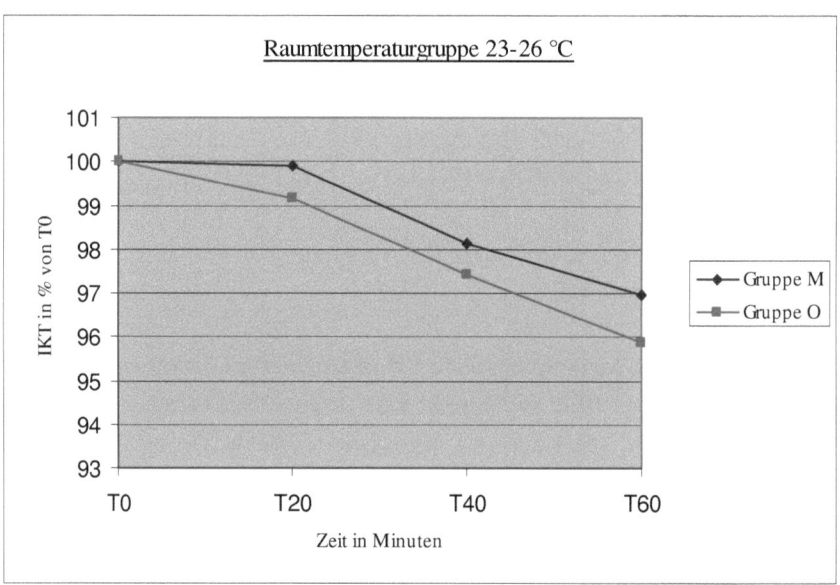

Abb. 13: Vergleich der Mittelwerte der Gruppe M (n=8) und Gruppe O (n=10) der RTG$_{23-26°C}$ zu den Messpunkten T0, T20, T40 und T60

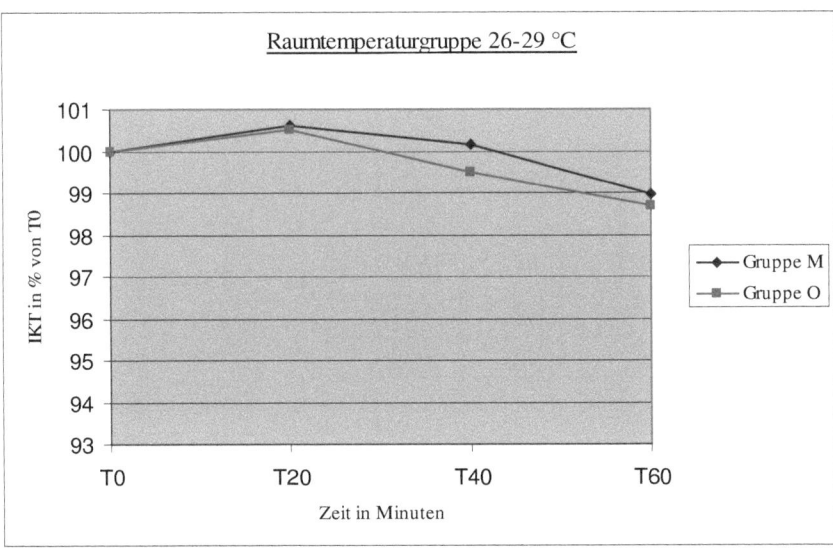

Abb. 14: Vergleich der Mittelwerte der Gruppe M (n=3) und Gruppe O (n=1) der RTG$_{26\text{-}29°C}$ zu den Messpunkten T0, T20, T40 und T60

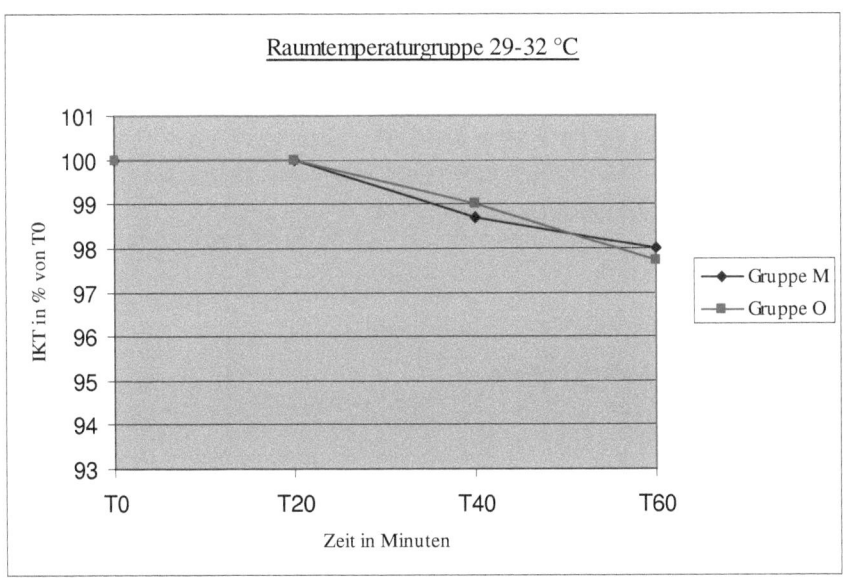

Abb. 15: Vergleich der Gruppe M (n=1) und Gruppe O der RTG$_{29\text{-}32°C}$ zu den Messpunkten T0, T20, T40 und T60

	RTG$_{20-23°C}$		RTG$_{23-26°C}$	
	Gruppe M (n=3)	Gruppe O (n=3)	Gruppe M (n=8)	Gruppe O (n=10)
T20	-0,17	-1,23	-0,10	-0,84
T40	-1,90	-2,67	-1,87	-2,56
T60	-3,30	-4,60	-3,05	-4,12
	RTG$_{26-29°C}$		RTG$_{29-32°C}$	
	Gruppe M (n=3)	Gruppe O (n=1)	Gruppe M (n=1)	Gruppe O (n=1)
T20	0,60	0.50	0,00	0,00
T40	0,17	-0,50	-1,30	-1,00
T60	1,30	-1,30	-2,00	-2,30

Tab. 3: Delta T (ΔT) in % der Gruppe M und O der unterschiedlichen Raumtemperaturgruppen zu den Messpunkten T20, T40 und T60

4.4. Einfluss des Ausmaßes der Rasur auf den Verlauf der inneren Körpertemperatur während der ersten 60 Minuten Anästhesie

6 Katzen der Gruppe O wurden kleinflächig, 9 Katzen wurden großflächig rasiert. In Gruppe M wurden ebenfalls 6 Katzen kleinflächig und 9 Katzen großflächig ausrasiert.
Der Einfluss des Ausmaßes der Rasur wurde durch eine 2-Weg-ANOVA-Analyse untersucht. Es zeigte sich, dass die Größe der rasierten Fläche keinen signifikanten Einfluss auf den Verlauf der inneren Körpertemperatur der Katzen hatte (p=0,12).

4.5. Evaluierung der Aufwachphase

Im Rahmen dieser Studie wurde auch die Aufwachphase der Katzen evaluiert. Da die Katzen 60 Minuten nach der Prämedikation zusätzliche Wärmezufuhr erhielten, falls sie diese notwendig hatten, erfolgte die Analyse der Aufwachphase ohne die Trennung der Gruppen M und O.

4.5.1. Dauer bis zur Extubation

Der Zeitpunkt des Narkoseendes wurde mit dem Abschalten des Verdampfers definiert. Die Extubation erfolgte beim spontanen Einsetzen des Schluckreflexes der Katzen. Die Dauer zwischen Narkoseende und Extubation variierte zwischen einer und 13 Minuten (Mittelwert 5,2 Minuten). Es konnte ein signifikanter Einfluss des prozentuellen Abfalls der inneren Körpertemperatur auf die Dauer bis zur Extubation festgestellt werden (p=0,031).

Bezüglich der Dauer bis zur Extubation wurden die Katzen posthoc für die Datenanalyse in zwei Gruppen unterteilt. Tiere der Gruppe A (n=22) konnten innerhalb der ersten 6 Minuten nach Anästhesieende extubiert werden (Mittelwert 3,4 Minuten), Tiere der Gruppe B (n=8) konnten 7 bis 13 Minuten nach Abschalten des Verdampfers extubiert werden (Mittelwert 10,1 Minuten). ΔT der Gruppe A (frühe Extubation) und B (späte Extubation) lag bei -3,55% respektive -5,49%. Der Vergleich der beiden Gruppen zeigte einen statistisch signifikanten Unterschied bezüglich des Temperaturabfalls (p=0,042).

4.5.2. Kältezittern

Zehn von 30 Katzen zeigten in der Aufwachphase Kältezittern. Es bestand kein statistisch signifikanter Einfluss des prozentuellen Temperaturabfalls auf das Auftreten von Kältezittern (p=0,98). Bezüglich des Kältezitterns wurden auch die absoluten Körpertemperaturwerte in °C analysiert. Katzen, die Kältezittern zeigten, hatten eine signifikant niedrigere innere Körpertemperatur als Katzen, die kein Kältezittern in der Aufwachphase zeigten (p=0,001). Die Dauer des Kältezitterns korrelierte mit der inneren Körpertemperatur in °C der Katzen am Ende der Anästhesie (siehe Abbildung 16).
Die durchschnittliche Dauer des Zitterns all jener Katzen, die Kältezittern zeigten betrug 41,4 Minuten (Standardabweichung 15,75 Minuten).

Von den 10 Katzen, die in der Aufwachphase Kältezittern zeigten, befanden sich 6 in Gruppe A. Die Dauer des Kältezitterns hielt zwischen 25 und 41 Minuten (Mittelwert 31,3 Minuten) an. Vier

Katzen, die Kältezittern zeigten, befanden sich in Gruppe B. Das Kältezittern dieser 4 Patienten dauerte zwischen 43 und 68 Minuten (Mittelwert 56,5 Minuten).

Katzen der Gruppen A und B, bei denen Kältezittern auftrat, hatten Endtemperaturen zwischen 34,9 und 37,0 °C (Mittelwert 36,11 °C). Der durchschnittliche Abfall der inneren Körpertemperatur dieser Katzen lag bei 2,6 °C (Standardabweichung ±0,7). Die innere Körpertemperatur, bei welcher das Kältezittern sistierte, lag zwischen 36,5 und 38,1 °C mit einem Mittelwert von 37,3 °C. Dies entspricht einem Mittelwert von 96,3% der durchschnittlichen Ausgangstemperatur T0 jener Katzen, die Kältezittern zeigten.

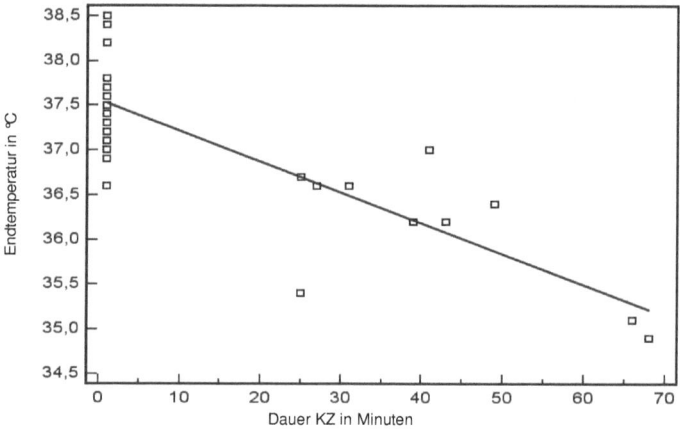

Abb. 16: Einfluss der inneren Körpertemperatur in °C am Ende der Anästhesie auf die Dauer des Kältezitterns (KZ) in Minuten

	Dauer bis Extubation in Minuten	Dauer des KZ in Minuten	ΔT in °C bei KZ	ΔT in % bei KZ
Gruppe A (n= 6)	3,41 ±1,79	31,11 ±7,09	-2,30 ±0,36	-5,87 ±1,04
Gruppe B (n=4)	10,13 ±1,81	56,50 ±12,40	-3,10 ±0,84	-7,85 ±2,45
Gesamt (n=10)	5,20 ±3,50	41,4 ±15,75	-2,58 ±0,72	-6,66 ±1,91

Tab. 4: Mittelwerte der Dauer bis zur Extubation der Gruppe A und B bzw. aller Katzen; Mittelwerte der Dauer des Kältezitterns (KZ) jener Tiere der Gruppe A und B bzw. aller, die zitterten; durchschnittlicher Abfall der inneren Körpertemperatur in % der Ausgangstemperatur T0 der Katzen, die Kältezittern zeigten

4.5.3. Zeitspanne von Anästhesieende bis Sternallage

Die Evaluierung der Dauer von Anästhesieende bis zur Sternallage konnte nicht eindeutig durchgeführt werden. Mehr als 50% der Katzen erhielten anschließend an die Operation Verbände an den Extremitäten und gingen aufgrund dessen gar nicht oder erschwert in Brust-Bauch-Lage, obwohl der Wachheitsgrad ausreichend dafür gewesen wäre. Da es deswegen zu möglichen Fehlinterpretationen kommen könnte, wurde auf die Analyse verzichtet.

5. Diskussion

5.1. Verlauf der inneren Körpertemperatur während der ersten 60 Minuten

Bei 28 von 30 Katzen dieser Studie kam es zu einem Abfall der inneren Körpertemperatur. Nach 60 Minuten Anästhesie betrug der relative Temperaturabfall ΔT -2,63% (Gruppe M) respektive -3,91% (Gruppe O). Dieser Abfall der inneren Körpertemperatur fand statt, obwohl sich Patienten beider Gruppen ab dem Zeitpunkt der Prämedikation (T0) auf einer mit Warmwasser zirkulierenden Wärmematte befanden und Katzen der Gruppe M zusätzlich auf Körpertemperatur erwärmte Infusionslösung erhielten.

Ein Abfall der inneren Körpertemperatur entspricht dem üblichen perioperativen Temperaturverlauf anästhesierter Kleintiere. Einer der Gründe hierfür ist die relativ große Körperoberfläche im Verhältnis zur Körpermasse von Katzen, wodurch es zu stärkeren Wärmeverlusten kommt. Dies belegte auch eine Studie von WATERMAN (1975), in welcher der Temperaturabfall von Katzen und Hunden unterschiedlicher Körpergröße verglichen wurde. Es stellte sich heraus, dass Patienten mit einem Körpergewicht von unter 10 kg deutlich höhere Temperaturverluste (ΔT:-12,3%, durchschnittliche Anästhesiedauer 62 Minuten) zeigten als Patienten mit einem durchschnittlichen Gewicht von 30 kg (ΔT:-3,94%, durchschnittliche Anästhesiedauer 83 Minuten). Der Temperaturabfall der Patienten unter 10 kg in Watermans Studie war verglichen mit den Katzen der vorliegenden Studie somit deutlich größer. Dieses erklärt sich dadurch, dass bei Waterman keine Maßnahmen ergriffen wurden, um die Körpertemperatur der Patienten aufrecht zu erhalten.

HALE u. ANTHONY (1997) verglichen die Temperaturverluste von für Zahnsanierungen anästhesierten Katzen mit und ohne Wärmezufuhr. Aktive Wärmezufuhr erhielten die Tiere der entsprechenden Gruppe durch Verwendung von mit Warmwasser zirkulierenden Wärmematten und zusätzliches Umhüllen der Patienten mit Plastik- und Aluminiumfolien Bei einer Anästhesiedauer von 30 bis 60 Minuten kam es bei ungewärmten Tieren zu absoluten Temperaturverlusten zwischen -1,6 und -2,1 °C (mittlerer relativer Temperaturverlust ΔT: -4,93 %), während durch aktive Wärmezufuhr Wärmeverluste zwischen -0,4 und -1,3 °C (mittlerer relativer Temperaturverlust ΔT:-2,3%) vorlagen. Die Ergebnisse der Studie von HALE u. ANTHONY (1997) entsprechen im Großen und Ganzen den Ergebnissen der vorliegenden Studie.

TÜNSMEYER (2007) untersuchte im Rahmen einer Studie über das Monitoring der Anästhesietiefe bei Hunden auch deren Temperaturabfall während der ersten 60 Minuten Allgemeinanästhesie. Bei einem durchschnittlichen Körpergewicht der Hunde von ungefähr 30 kg kam es zu relativen Temperaturverlusten von -0,8 bis -1,1% der Ausgangstemperatur. Es wird jedoch nicht angegeben, ob bzw. wie den Patienten der Studie perioperativ Wärme zugeführt wurde. Vergleicht man nun diese Ergebnisse mit den Ergebnissen der vorliegenden Studie, so kam es bei den Katzen unserer Studie zu einem zweieinhalb- bis vierfach so starken Abfall der inneren Körpertemperatur. Dies lässt sich vor allem durch die in Relation zur Körpermasse große Körperoberfläche von Katzen erklären.

In der Humananästhesie kommt es ebenfalls zu einem Abfall der inneren Körpertemperatur (1,0 bis 1,6 °C) während der ersten Stunde Allgemeinanästhesie (SCHOSER u. MESSMER, 1991). Ein Temperaturabfall zwischen 1,0 und 1,6 °C würde bei einer angenommenen Ausgangstemperatur von 36,5 °C ein ΔT von -2,7 bis -4,4% bedeuten. Dies ist jedoch der Temperaturabfall von Patienten ohne aktive Erwärmung. Es kann davon ausgegangen werden, dass die Wärmeverluste durch aktive Erwärmung je nach Wärmeverfahren mehr oder weniger stark reduziert werden können. Der relative Abfall der inneren Körpertemperatur der Katzen der vorliegenden Studie, die alle aktiv gewärmt wurden, entspricht mit -3,91% ungefähr dem Wärmeverlust nicht erwärmter adulter menschlicher Patienten.

Bei Verwendung körperwarmer Infusionslösungen hatten Katzen der Gruppe M im Vergleich zu Katzen der Gruppe O zu den Messpunkten T20, T40 und T60 eine signifikant höhere Körpertemperatur. Diese Resultate bestätigten somit unsere Hypothese, dass die Verwendung körperwarmer Infusionslösungen einen signifikant positiven Einfluss auf den perioperativen Temperaturverlauf von Katzen hat.

Nicht außer Acht zu lassen ist jedoch, dass die alleinige Verwendung von erwärmter Infusionslösung nicht ausreicht, um perioperativ die Körpertemperatur konstant zu halten. Es verdeutlicht sich in Gruppe M, wo es trotz Verwendung von körperwarmer Infusion und Wärmematte zu einem Abfall der inneren Körpertemperatur kam. Dies wird ebenfalls in einer Studie mit anästhesierten Hunden belegt, in welcher der Temperaturverlauf mit und ohne erwärmte Infusionslösung verglichen wurde. Sowohl in der Gruppe mit erwärmter Infusionslösung als auch in der Kontrollgruppe kam es zu einem Abfall der inneren Körpertemperatur. Der Temperaturunterschied zwischen den beiden Gruppen lag bei mindestens 0,4 °C ab der 55. Minute in Anästhesie (SOMERKOSIK, 2008).

Eine Studie aus der Humanmedizin von WERLHOF (1996) zeigte ebenfalls, dass durch alleinige Verwendung von körperwarmer Infusionslösung die Körpertemperatur perioperativ nicht konstant gehalten werden kann. Der Autor betont, dass zusätzliche aktive Wärmezufuhr vonnöten ist, um die mit der Anästhesie und Operation einhergehenden Wärmeverluste in Grenzen zu halten. Er gibt an, dass es durch die Verwendung erwärmter Infusionen nicht möglich ist, einen Patienten signifikant

zu erwärmen, da die Infusionslösungen nicht über 40 °C besitzen dürfen, weil es sonst zur Beeinträchtigung von Blutzellen kommen würde.
Auch INSLER u. SESSLER (2006) betonen, dass durch Verwendung von erwärmter Infusionslösung es lediglich zur Vermeidung der flüssigkeitsinduzierten Hypothermie durch große Mengen an Flüssigkeit kommt, jedoch nicht zu einer Erwärmung des Patienten. BRÄUER et al. (2006) geben an, dass Infusionserwärmung nur die Vermeidung von Wärmeverlusten ermöglicht, nicht jedoch eine relevante Wärmezufuhr zum Patienten. Sie befinden Infusionswärmer bei niedrigen Flussraten (<500 ml/h) als nicht effektiv für erwachsene Menschen. ELLIS-STOLL et al. (1996) verglichen den intraoperativen Temperaturabfall bei Verwendung kontinuierlich erwärmter (37 °C) Infusionslösung mit präoperativ erwärmter und anschließend bei Raumtemperatur gelagerter Infusionslösung. Patienten, die kontinuierlich erwärmte Infusionslösung erhielten, hatten intraoperative höhere Körpertemperaturen als Patienten der Kontrollgruppe, jedoch bestand kein statistisch signifikanter Unterschied zwischen den beiden Gruppen.

WEYLAND u. HITZENSTEIN (1999) verwenden eine Formel (siehe Kapitel 2.2.2.1.) zur Berechnung des Temperaturabfalls durch Infusionslösungen. Wendet man diese Formel auf eine Katze der Gruppe O mit einer Ausgangstemperatur von 38,7 °C (entspricht der durchschnittlichen Ausgangstemperatur T0 in Gruppe O) und einer Infusionstemperatur von 24,6 °C (entspricht der durchschnittliche Raumtemperatur in Gruppe O), so erhält man einen hypothetischen infusionsbedingten Abfall der inneren Körpertemperatur von 0,16 °C (ΔT: -0,41%) für eine Infusionsdauer von 60 Minuten. Der Einfluss nicht erwärmter Infusionslösung müsste demnach eine Differenz des relativen Temperaturabfalls von 0,41% zwischen den beiden Gruppen verursachen. Zum Messpunkt T60 lagen die relativen Temperaturverluste bei -3,91% (Gruppe O) respektive -2,63% (Gruppe M). Der somit zwischen den Gruppen M und O vorliegende Unterschied von 1,28% ist demnach mehr als dreimal so hoch als der theoretisch errechnete Wert.
KANZLOW-BLEYL u. KRÜGER (www.tu-dresden.de) geben im Vergleich zu WEYLAND u. HITZENSTEIN (1999) einen deutlich geringeren Einfluss der Infusionstemperatur für den Menschen, mit einem Temperaturabfall von nur 0,5 °C pro Liter infundierter nicht erwärmter Infusionslösung, an.

Zum Messpunkt T20 hatten Katzen der Gruppe M eine durchschnittlich höhere innere Körpertemperatur als zum Messpunkt T0 (ΔT +0,03%), während Katzen der Gruppe O einen Temperaturabfall zeigten (ΔT -0,77%). Eine mögliche Erklärung hierfür könnte sein, dass zu diesem Messpunkt bei keinem der Tiere mit der Desinfektion begonnen worden war und somit noch keine evaporativen Wärmeverluste vorhanden waren. Die Verwendung körperwarmer Infusionslösung in Kombination mit dem Liegen des Patienten auf einer Wärmematte, dürfte somit bei den Katzen der Gruppe M dazu geführt haben, dass es zu einem vorübergehenden geringen Anstieg der inneren Körpertemperatur kam.

5.2. Einfluss der Raumtemperatur auf den Abfall der inneren Körpertemperatur während der ersten 60 Minuten Anästhesie

Niedrige Raumtemperaturen fördern Wärmeabgabe durch Konvektion. Von der Körperoberfläche wird Wärme an die umgebende Luftschicht abgegeben. Je größer der Temperaturunterschied zwischen Körperoberfläche und Raumtemperatur ist, desto größer sind auch die Wärmeverluste (siehe Kapitel 2.2.2.1.).

Eine Erhöhung der Raumtemperatur führt pro °C zu einer 10%igen Reduktion des Wärmeverlustes über die Haut (BRÄUER et al., 2006).

Sowohl bei Katzen der Gruppe M als auch der Gruppe O beeinflusste die Raumtemperatur signifikant die innere Körpertemperatur. Niedrige Raumtemperaturen förderten den Abfall der inneren Körpertemperatur während der ersten 60 Minuten Allgemeinanästhesie. Ab Raumtemperaturen unter 26 °C war dieser Effekt statistisch signifikant.

Aufgrund der geringen Anzahl an Patienten in $RTG_{29-32°C}$ sowohl in Gruppe M (n=1), als auch in Gruppe O (n=1) kann keine statistisch fundierte Aussage bezüglich des tatsächlichen Einflusses einer Raumtemperatur von 29 bis 32 °C getroffen werden.

Bezüglich idealer Operationsraumtemperaturen für Kleintiere bzw. im Speziellen für Katzen gibt es bis heute keine Studien. Katzen besitzen im Verhältnis zu ihrer Körpermasse eine relativ große Körperoberfläche und sind diesbezüglich mit Kleinkindern zu vergleichen.

Aus der Humanmedizin gibt es einige Studien über den Einfluss der Raumtemperatur im Operationssaal auf den Temperaturverlauf des Patienten. Für anästhesierte Kleinkinder und Neonaten werden Mindest- bzw. Idealtemperaturen von 23 °C (TANDER et al., 2005), 26 °C (EVAN, 1996; KANZLOW-BLEYL u. KRÜGER) bzw. 32 °C (BENNET et al., 1977) angegeben, für anästhesierte Erwachsene werden Temperaturen zwischen 21 und 24 °C genannt (EVAN, 1996;. KANZLOW-BLEYL u. KRÜGER; MORRIS, 1971).

VALE (1973) bezeichnet Raumtemperaturen von 20 bis 22 °C als besten Kompromiss zwischen den Erfordernissen des Patienten und des Operateurs.

5.3. Einfluss des Ausmaßes der Rasur auf den Verlauf der inneren Körpertemperatur während der ersten 60 Minuten Anästhesie

Unbehaarte Körperoberflächen fördern Wärmeabgabe durch Konvektion. In der vorliegenden Studie konnte kein Einfluss des Ausmaßes der ausrasierten Operationsstellen auf den Verlauf der inneren Körpertemperatur festgestellt werden. Da im Bereich der Veterinärmedizin keine diesbezüglichen Studien vorhanden sind, können diese Ergebnisse mit keinen anderen verglichen werden. Aufgrund der geringen Anzahl an Patienten („kleinflächig": n=12, „großflächig": n=18) könnte ein möglicher negativer Einfluss von großflächig ausrasierten und desinfizierten Operationsfeldern auf die innere Körpertemperatur verschleiert worden sein.

5.4. Verlauf der Aufwachphase

Die Evaluierung der Aufwachphase erfolgte ohne Trennung der Gruppe M und Gruppe O, da 60 Minuten nach der Prämedikation Patienten beider Gruppen zusätzliche Wärmezufuhr erhielten, wenn die innere Körpertemperatur unter 37 °C betrug.

5.4.1. Dauer bis zur Extubation

Als Dauer bis zur Extubation wurde jene Zeitspanne von Abschalten des Verdampfers bis zum Wiedereinsetzen des Schluckreflexes und somit möglicher Extubation gemessen.
Katzen mit geringerem perioperativen Temperaturabfall konnten früher extubiert werden als Katzen mit größerem Temperaturabfall. Während Katzen, die in den ersten 6 Minuten nach Anästhesieende extubiert werden konnten, einen relativen Temperaturabfall von -3.55% hatten, hatten Katzen, die 7 bis 13 Minuten nach Anästhesieende extubiert wurden einen prozentuellen Temperaturverlust von -5,49%. Es lag ein statistisch signifikanter Unterschied vor.
Ähnliche Ergebnisse findet man in der Literatur, sowohl aus dem Bereich der Veterinärmedizin, als auch aus dem Bereich der Humanmedizin.
Sowohl in einer Studie von GRÖSSLINGER et al. (1999) über Hypothermie bei Katzen als auch in einer Studie über Hypothermie bei Hunden von POTTIE et al. (2007) korrelierte postoperative Hypothermie mit einer Verlängerung der Aufwachphase.

WATERMAN (1975) berichtete von verzögerter Rückkehr von Reflexen (und somit auch die Wiederkehr des für die Extubation vorausgesetzten Schluckreflexes) hypothermer Katzen und Hunde in der postoperativen Phase.
Die Ergebnisse der vorliegenden Studie bezüglich des Zusammenhanges von Temperaturabfall und Extubationszeitpunkt, stimmen auch mit Ergebnissen aus der Humanmedizin überein. In einer Studie von ZHAO et al. (2005) konnten Patienten, die aufgrund aktiver perioperativer Wärmezufuhr signifikant weniger hypotherm waren als die ungewärmte Kontrollgruppe, signifikant früher extubiert werden. AGRAWAL et al. (2003) nennen als eine weitere Komplikation, die mit Hypothermie assoziierte ist, ebenfalls eine Verlängerung der Zeitspanne bis zur Extubation. LENHARD et al. (1997) stellten eine beinahe 100prozentige Verlängerung der Aufwachphase hypothermer Patienten mit einem perioperativen Temperaturabfall von ungefähr 2 °C im Vergleich zu normothermen Patienten fest. Als Grund für die verlängerte Aufwachphase hypothermer Patienten kann eine hypothermiebedingte Verlangsamung des Metabolismus und somit verzögerter Abbau von Anästhetika angesehen werden (SESSLER, 1994). Des Weiteren erhöht Hypothermie die Löslichkeit von Inhalationsanästhetika im Blut, wodurch es zu einer verzögerten Ausscheidung kommt (LOCKWOOD et al., 1997). Zusätzlich verzögert hypothermiebedingte Hypoventilation die Abatmung des Inhalationsanästhetikums (HASKINS, 1992).

5.4.2. Kältezittern

Ein Drittel der Katzenpopulation (n=10) zeigte Kältezittern in der Aufwachphase. CROSSLEY (1992) gibt für den Menschen eine Inzidenz zwischen 5 und 65% für postoperatives Kältezittern nach Allgemeinanästhesie an.
Anästhetika verursachen eine zentrale Hemmung der Thermoregulation. Es kommt somit zu einer Verschiebung der Schwellenwerte für thermoregulatorische Reaktionen des Körpers, wie zum Beispiel Kältezittern. Zusätzlich verhindert anästhetikabedingte Muskelrelaxation Wärmeproduktion durch Muskelkontraktionen. Durch die Elimination der Anästhetika in der Aufwachphase können thermoregulatorische Reaktionen, unter anderem Vasokonstriktion und Kältezittern, wieder einsetzen.
Postoperatives Kältezittern wird als subjektiv sehr unangenehmes Phänomen beschrieben (SCHÄFER u. KUNITZ, 2002). Des Weiteren führt es zu einer erhöhten metabolischen Rate durch vermehrte Muskelarbeit und somit zu einem erhöhten Sauerstoffverbrauch. Bezüglich des Anstiegs der Stoffwechselrate gibt es in der Literatur sehr unterschiedliche Angaben. BAY et al. (1968),

MACINTIRE et al. (1987) und HANANIA u. ZIMMERMANN (1999) berichten von einer Erhöhung von 200-500%. Im Gegensatz dazu geben SCHERER (1997), FRANK et al. (1995) und KANZLOW-BLEYL u. KRÜGER (www.tu-dresden.de) eine Erhöhung der metabolischen Rate durch Kältezittern von nur 40% an. FRANK et al. (1995) erklären diese differierenden Ergebnisse durch unterschiedliche Messtechniken. Des Weiteren untersuchten FRANK et al. (1995) ältere Patienten und geben deswegen zu bedenken, dass aufgrund der altersbedingten Veränderung der Thermoregulation der Sauerstoffverbrauch der Patienten niedriger ausfiel als eventuell bei jüngeren Patienten.

Die durch Zittern bedingte erhöhte metabolische Rate und der damit einhergehende vermehrte Sauerstoffbedarf, kann in der postoperativen Phase selbst bei pulmonal gesunden Patienten zu Hypoxien führen. Hypothermiebedingte Hypoventilation und Einatmung von Raumluft mit nur 21% Sauerstoff bergen die Gefahr der unzureichenden Sauerstoffzufuhr. Dies zeigten JONES u. McLARREN (1965), in deren Studie zitternde Patienten ohne zusätzliche Sauerstoffzufuhr Sauerstoffsättigungswerte bis unter 80% hatten.

BAY et al (1963) konnten signifikante Unterschiede des Sauerstoffverbrauchs zwischen zitternden und nichtzitternden Patienten feststellen, jedoch bestand kein signifikanter Unterschied bezüglich der Sauerstoffpartialdrücke im Blut.

Das Auftreten des postoperativen Kältezitterns steht des Weiteren auch im Zusammenhang mit den perioperativ verwendeten Medikamenten. Nach HOLDCROFT et al. (1979) tritt dieses häufiger nach Verwendung von Halothan im Vergleich zu Fentanyl auf. Eine Studie von CHEONG u. LOW (1995) zeigte geringere Inzidenz von Kältezittern bei Patienten nach Propofol - Anästhesie verglichen mit Patienten, die Isoflurananästhesie erhielten. SCHÄFER u. KUNITZ (2002) geben an, dass die höchste Inzidenz postoperativen Kältezitterns bei lachgassupplimentierter Inhalationsanästhesie, die niedrigste Inzidenz bei totaler intravenöser Anästhesie mit Propofol besteht.

Nicht außer Acht gelassen werden sollte des Weiteren, dass durch eine gesteigerte Muskelaktivität postoperative Schmerzen verstärkt werden können, sowie das apparative Monitoring (z.B. EKG, Pulsoximetrie, nichtinvasive Blutdruckmessung) durch Kältezittern beeinträchtigt werden kann, da die Messsensoren durch die Bewegungen des Körpers keine genauen Messungen durchführen können (SCHÄFER u. KUNITZ, 2002).

WONG et al. (2004) berichten, dass Kältezittern beim Menschen nur bei milder Hypothermie (35,0 bis 32,2 °C) auftritt und bei Körpertemperaturen unter 32,2 °C sistiert. Da Katzen höhere Normothermietemperaturen besitzen, kann davon ausgegangen werden, dass kältebedingtes Zittern bereits bei Körpertemperaturen über 35,0 °C einsetzt.

Auch in der Veterinärmedizin gibt es Studien, welche postoperatives Kältezittern beschreiben. WATERMAN (1975) stellte bei Hunden und Katzen unter 10 kg bzw. bei Hunden mit einem durchschnittlichen Körpergewicht von 30 kg, postoperatives Kältezittern fest. Während bei Patienten ohne Wärmezufuhr die durchschnittlichen Endtemperaturen zwischen 33,5 °C und 36,5 °C lagen, hatten Tiere mit aktiver Wärmezufuhr eine durchschnittliche Endtemperatur von 37,3 °C. Sowohl in den Gruppen ohne Wärmezufuhr, als auch in den Gruppen mit Wärmezufuhr trat postoperatives Kältezittern auf, das Ausmaß des Kältezitterns wurde jedoch durch perioperative Wärmezufuhr stark reduziert.

Bezüglich des prozentuellen Abfalls der inneren Körpertemperatur konnte keine Korrelation zwischen dem Auftreten und der Dauer von Kältezittern festgestellt werden. Es bestand jedoch eine Korrelation zwischen der absoluten Endtemperatur in °C und dem Vorhandensein und der Dauer des postoperativen Kältezitterns. Je niedriger die innere Körpertemperatur der Katzen am Ende der Anästhesie war, desto länger bestand das Kältezittern.

Der durchschnittliche Temperaturwert, bei welchem das Kältezittern sistierte lag bei 37,3°C. Alle 10 Katzen, die in der Aufwachphase Kältezittern zeigten, hatten Endtemperaturen unter 37,1 °C. Von den 20 Katzen, die in der Aufwachphase kein Kältezittern zeigten, lagen bei 3 Tieren die Endtemperaturen unter 37,1 °C. Als mögliche Erklärung, dass bei diesen Patienten, trotz bestehender definitionsgemäß milder Hypothermie, kein Kältezittern auftrat, könnte die Tatsache sein, dass die Ausgangstemperatur T0 jener Tiere im unteren Bereich der definierten Normothermie für Katzen lag. Möglicherweise besaßen diese Katzen dadurch einen niedrigeren Schwellenwert für das Auftreten von Kältezittern. Das von WONG et al. (2004) beschriebene Sistieren des Kältezitterns bei moderater und schwerer Hypothermie konnte im Rahmen dieser Studie nicht nachvollzogen werden, da keine der 30 Katzen eine Endtemperatur von unter 32 °C besaß.

Postoperativem Kältezittern kann mit perioperativer aktiver Wärmezufuhr (z.B. Wärmematten, Wärmestrahler, Warmluft, mit Warmwasser gefüllte Plastikflaschen oder körperwarme Infusionslösungen) entgegengewirkt werden. Tritt es trotz Wärmezufuhr auf, sollte diese in der postoperativen Phase weiterbetrieben werden, bis die Temperatur des Patienten wieder im Normothermiebereich liegt. Es besteht des Weiteren die Möglichkeit der medikamentellen

Therapie. In der Humanmedizin wird hierfür häufig Clonidin eingesetzt. Clonidin ist ein zentral wirksamer α_2-Agonist, welcher durch zentrale Hemmung der Thermoregulation die Schwellenwerte für regulatorisches Kältezittern und Vasokonstriktion vermindert. GRUNDMANN et al. (1997), HORN et al. (1997), JORIS et al., (1993) und VANDERSTAPPEN et al. (1996) zeigten, dass die prophylaktischer Anwendung von Clonidin postoperatives Kältezittern vermindert, ohne jedoch die Aufwachphase zu verlängern. Weitere Medikamente, die in der Therapie gegen postoperatives Kältezittern eingesetzt werden, sind Dexmedetomidin, Pethidin, Nalbuphin, Pentazocin und Dynorphin.

Bezüglich der medikamentellen Unterdrückung von postoperativem Kältezittern gibt es in der Veterinärmedizin bis heute noch keine Studien.

6. Zusammenfassung

Perioperative Hypothermie ist ein in der Veterinärmedizin häufig auftretendes Problem, welches vor allem bei Tieren unter 10 kg auftritt, da diese im Verhältnis zur Körpermasse eine große Körperoberfläche besitzen, über welche Wärme verloren geht. Wärmeverluste entstehen hierbei durch vier Mechanismen: Kontakt des Patienten mit kalten Oberflächen (Konduktion), Rasur des Fells und Luftbewegungen im Raum (Konvektion), Reinigen und Desinfizieren der Operationsstelle, sowie Eröffnung von Körperhöhlen (Evaporation), als auch durch Radiation (Strahlung).

Anästhetikabedingt kommt es zu einer Beeinflussung der zentralen Thermoregulation. Zusätzlich wird perioperative Hypothermie durch reduzierten Metabolismus, verminderten Muskeltonus und niedrige Raumtemperatur begünstigt. Ein Absinken der inneren Körpertemperatur kann diverse negative Auswirkungen haben: Kardiovaskuläre (je nach Ausmaß Tachy- oder Bradykardie, Hyper- oder Hypotension sowie atriale oder ventrikuläre Arrhythmien), Linksverschiebung der Sauerstoff-Hämoglobin Dissoziationskurve, Hypoventilation, Reduktion metabolischer Prozesse, Beeinträchtigung der Thrombozytenfunktion und der Enzyme der Gerinnungskaskade, sowie Immunsuppression.

Die Aufrechterhaltung einer perioperativen Normothermie ist erstrebenswert. Übliche Methoden zur Verhinderung von Wärmeverlusten sind Matten mit zirkulierendem Warmwasser, warmluftgefüllte Heizdecken oder mit Warmwasser gefüllte Handschuhe oder Plastikflaschen. Während in der Humananästhesie die Verwendung von erwärmten Infusionslösungen Standard ist, werden diese in der Veterinäranästhesie kaum verwendet.

Das Ziel der vorliegenden Studie war es, festzustellen, inwieweit perioperativer Hypothermie der Katze durch auf Körpertemperatur erwärmte Infusionslösung vorgebeugt werden kann. Dreißig Katzen erhielten ein standardisiertes Anästhesieprotokoll und wurden randomisiert in 2 Gruppen eingeteilt. Die intravenös verabreichte Infusionslösung in Gruppe M wurde auf Körpertemperatur (38-39 °C) erwärmt, die Infusionslösung in Gruppe O hatte Raumtemperatur. Der Verlauf der inneren Körpertemperatur wurde ab dem Zeitpunkt der Prämedikation über einen Zeitraum von 60 Minuten verglichen und analysiert. Des Weiteren wurde der Einfluss der Raumtemperatur auf den Verlauf der Körpertemperatur ermittelt, sowie der Einfluss der inneren Körpertemperatur am Ende der Anästhesie auf die Aufwachphase.

Katzen mit warmer Infusionslösung hatten nach 60 Minuten eine signifikant höhere Körpertemperatur als Katzen deren Infusionslösung Raumtemperatur hatte. Raumtemperaturen unter 26 °C begünstigen ein Abfallen der inneren Körpertemperatur signifikant. Eine niedrige

Endtemperatur korrelierte mit der Dauer bis zur Extubation, sowie mit der Dauer von postoperativem Kältezittern.

Die Studie bestätigte den positiven Einfluss körperwarmer Infusionslösung auf den perioperativen Temperaturverlauf anästhesierter Katzen. Die alleinige Verwendung erwärmter Infusion reicht jedoch keinesfalls aus, um Patienten normotherm zu halten.

7. Summary

Perioperative hypothermia is a common problem and must not be underestimated. Especially small animal patients, which have a large body weight to body surface ratio lose large quantities of body heat. Heat is lost because of convection, conduction, evaporation and radiation. Anaesthetics increase the thresholds for central thermoregulation from a ΔT of 0,2-0,4 °C up to 2-4 °C. Additionally, heat production is impaired because of reduced metabolism and muscle tonus in anaesthetized patients. Hypothermia may lead to several kinds of perioperative complications like cardiac arrhythmias, left shift of the oxygen-hemoglobin dissociation curve, hypoventilation, prolonged recovery because of reduced metabolism of anaesthetic drugs, bleeding disorders or wound infections due to impaired immune system function.

There are plenty of methods to prevent or reduce heat loss during anaesthesia.

The aim of this study was to evaluate the influence of warmed intravenous (IV) infusions on the perioperative decrease of body temperature of anaesthetized cats. In this randomly designed study 30 cats undergoing surgical procedures were anaesthetized with a standardized anaesthesia protocol. Fifteen cats received IV infusions with room temperature; the IV infusion of the other 15 cats was constantly warmed to 38-39 °C using a fluid warming device. The development of body temperature within the first 60 minutes of anaesthesia in both groups was compared and analysed. Additionally, the influence of room temperature on the body temperature and the influence of body temperature at the end of anaesthesia on the recovery period were evaluated.

After 60 minutes of anaesthesia, cats receiving warmed IV infusions had a significantly higher body temperature than cats receiving IV infusions with room temperature. Room temperatures lower than 26 °C had a significant influence on the development of perioperative hypothermia. The evaluation of the recovery period showed a significant correlation between low body temperature at the end of anaesthesia and prolonged time until extubation on the one hand and postoperative shivering on the other hand.

The present study showed that warmed IV infusions have a significant influence on the reduction of perioperative heat loss in cats. Nevertheless other additional methods to prevent heat loss are necessary to keep the patient in a normothermic range. Room temperatures play an essential role in the development of perioperative hypothermia and should be at least 26 °C. Low body temperature at the end of anaesthesia prolongs the recovery period and increases the occurence of postoperative shivering.

8. Literaturverzeichnis

ADAIR, E. R. (1977): Skin, preoptic and core temperatures influence behavioral thermoregulation. Journal of Applied Physiology **42**, 559-564.

AGRAWAL, N., SEWELL, D. A., GRISWOLD, M. E., FRANK, S. M., HESSELT, T. W., EISELE, D. W. (2003): Hypothermia during head and neck surgery. The Laryngoskope **113** (8), 1278-1282.

ANDERSSON; B., EKMAN, L., GALE, C. C., SUNDSTEN, J. W. (1963): Control of thyrotrophic hormone (TSH) secretion by the „heat loss center". Acta Physiologica Scandinavica **59**, 12-33.

ANDERSSON, B., GALE, C. C., HOKFELT, B., OHGA, A. (1964): A relation of preoptic temperature to the function of the sympathetico-adrenomedullary system and the adrenal cortex. Acta Physiologica Scandinavica **61**, 182-191.

ANDRZEJOWSKI, J., HOYLE, J., EAPEN, G., TURNBULL, D. (2008): Effect of prewarming on post-induction core temperature and incidence of inadvertent perioperative hypothermia in patients undergoing general anaesthesia. British Jounal of Anaesthesia **101**, 627-631.

AMMANN, G., DRAXLER, H., ENGLER, J., GERMANN, P. S., GERMANN, R., GOTTSAUNER-WOLF, F., GREIF, R., HIEBL, W., HUEMER, G., ILLIEVICH, U., KRÖLL, W., LENHARDT, R., LINDNER, K. H., METZLER, H., PAUSER, G., RAJEK, M. A., REITER, A., RÖDIG, M., SCHMIED, H., SPISS, C., TRIMMEL, H. (2004): Thermoregulation in der Anästhesie. Clinicum, Sonderausgabe Mai, 1-10.

ALTMAN, P. L., DITTMER, D. S. (1966): Environmental biology. FASEB, xi- 694.

ANONYM (2005): Das Ticken in unseren Genen - wie Forscher das Uhrwerk der Zellen enträtseln. BIOMAX, Neugier auf Wissenschaft **18**, 1-4.

ARMSTRONG, S. R., ROBERTS, B. K., ARONSOHN, M. (2005): Perioperative hypothermia. Journal of Veterinary Emergency and Critical Care **15**, 32-37.

BAUMGARTNER, W. (1999): Klinische Propädeutik der inneren Krankheiten und Hautkrankheiten der Haus- und Heimtiere. 4. Auflage, Parey, Berlin, S112.

BAY, J., NUNN, J., PRYS-ROBERTS, C. (1968): Factors influencing arterial pO_2 during recovery from anaesthesia. British Journal of Anaesthesia **40** (6), 398-407.

BEILIN, B., SHAVIT, Y., RAZUMOVSKY, J., WOLLOCH, Y., ZEIDEL, A., BESSLER, H. (1998): Effects of Mild Perioperative Hypothermia on Cellular Immune Response. Anesthesiology **89** (5), 1133-1140.

BENNETT, E. J., PATEL, K. P., GRUNDY, E. M. (1977): Neonatal Temperature and Surgery. Anesthesiology **46** (4), 303-304.

BESSEN; H. A. (2000): Hypothermia, IN: TINTINALLI, J. E., KELEN, G. D., STRAPEZYNSKI, J. S. (Hrsg.): Emeregency Medicine, 5.Auflage, McGraw-Hill, New York, S. 1231-1235.

BIGELOW, W. G., SIDLOFSKY, S. (1961): Hormones in hypothermia. British Medical Bulletin **17**, 56-60.

BISSONNETTE, B., SESSLER, D. I. (1989): Passive or active inspired gas humidification in infants and children. Anesthesiology **71**, 381-384.

BONICA, J. J., BERGES, P. U., MORIKAWA, K.-I. (1970): Circulatory effects of peridural block: Effects of level of analgesia and dose of lidocaine. Anesthesiology **33**, 619-626.

BOULANT, J. A., GONZALES, R. R. (1977): The effect of skin temperature on the hypothalamic control of heat loss and heat production. Brain Research **120**, 367-372.

BRÄUER, A., PERL, T., QUINTEL, M. (2006): Perioperatives Wärmemanagement. Der Anästhesist **55**, 1321-1340.
BUTTERWICK, R. (2000): How fat is that cat? Journal of Feline Medicine and Surgery **2**, 91-94.

CABELL, L. W., PEROWSKI, S. Z., GREGOR, T., SMITH, G. K. (1997): The Effects of Active Peripheral Skin Warming on Perioperative Hypothermia in Dogs. Veterinary Surgery **26**, 79- 85.

CAGNACCI, A., ELLIOTT J. A., YEN, S. S. C. (1992): Melatonin: a major regulator of the circadian rhythm of core temperature in humans. Journal of Cinical Endocrinology and Metabolism **75**, 447-452.

CAGNACCI, A., VOLPE, A., PAOLETTI, A. M., MELIS, G. B. (1997): regulation of the 24-h-rhythm of body temperature in menstrual cycles with sponaneous and gonadotroin-induced ovulation. Sterility and Fertility **68**, 421-425.

CROSSLEY, A. W. A. (1992): Six months of shivering in a district general hospital. Anaesthesia **47** (10), 845-848.

CHEONG, K. F., LOW T. C. (1995): Propofol and postanaesthetic shivering. Anaesthesia **50** (6), 550-552.

CUNNINGHAM, J. G. (2002): Thermoregulation, Textbook of Veterinary Physiology. 3.Auflage, Saunders, Philadelphia, S. 533-544.

DELAUNAY, L., BONNET, F., LIU, N., BEYDON, L., CATOIRE, P., SESSLER, D. I. (1993): Clonidine comparably decreases the thermoregulatory thresholds for vasoconstriction and shivering in humans. Anesthesiology **79**, 470-474.

DHAR, P. (2000): Review: Managing perioperative hypothermia. Journal of Anesthesia **14**, 91-97.

ECKERT, R., RANDALL, D., BURGGREN, W., FRENCH, K. (2002): Energiehaushalt-Auseinandersetzung mit den Anforderungen der Umwelt, Tierphysiologie. 4. Auflage, Thieme, Stuttgart, S. 767-840.

EGER, E. I. II, JOHNSON, B. H. (1987): MAC of I-653 in rats, including a test of the effect of body temperature and anesthetic duration. Anesthesia and Analgesia **66**, 974-976.

ELLIS-STOLL, C. C., ANDERSON, C., CANTU, L., ENGLERT, S. J., CARLILE, W. E. (1996): Effect of continuously warmed IV fluids on intraoperative hypothermia. AORN Journal **63** (3), 599-606.

EVANS, A. T. (1996): Anesthetic emergencies and accidents. In: THURMON, J. C., TRANQUILLI, W. J., BENSON, G. J. (Hrsg.): Lumb & Jones, Veterinary Anesthesia, 3.Auflage, Williams and Wilkins, Baltimore, S. 849-859.

EVANS, S., E., INGRAM, D. L. (1974): The significance of deep-body temperature in regulating the concentration of thyroxine in the plasma of the pig. Journal of Physiology **236**, 159-170.

FAUST, R. J. (1994): Physiologic and metabolic effects of hypothermia. In: FAUST, R. J. (Hrsg.) Anesthesiology Review, 2. Auflage, Churchill-Livingston, New York, S. 82-83.

FLORES-MALDONADO, A., MEDINA-ESCOBEDO, C. E., RIOS-RODRIGUEZ, H. M. G., FERNANDEZ-DOMINGUEZ, R. (2001): Mild Perioperative Hypothermia and the Risk of Wound Infection. Archives of Medical Research **32**, 227-231.

FRANK, S. M., BEATTIE, C., CHRISTOPHERSON, R., NORRIS, E. J., PERLER, B. A., WILLIAMS, G. M., GOTTLIEB, S. O. (1993): Unintentional hypothermia is associated with postoperative myocardial ischemia. Anesthesiology **78**, 568-476.

FRANK, S., BEATTIE, C., CHRISTOPHERSON, R., NORRIS, E. J., ROCK, P., PARKER, S., KIMBALL, A. W. (1992): Epidural versus general anesthesia, ambient operating room temperature, and patient age as predictors of inadvertent hypothermia. Anesthesiology **77**, 252-257.

FRANK, S., FLEISHER, L., OLSON, K., GORMAN, R., HIGGINS, M., BRESLOW, M., SITZMAN, J., BEATTIE, C. (1995): Multivariate Determinants of Early Postoperative Oxygen Consumption in Elderly Patients: Effects of Shivering, Body Temperature, and Gender. Anesthesiology **83** (2), 241-249.

FRANK, S., HIGGINS, M., BRESLOW, M., FLEISHER, L. A., GORMAN, R., SITZMAN, J., RAFF, H., BEATTIE, C. (1995): The Catecholamine, Cortisol, and Hemodynamic Responses to Mild Perioperative Hypothermia: a Randomized Clinical Trial. Anesthesiology **82** (1), 83-93.

FREEMAN, W. J., DAVIS, D. D. (1959): Effect on cats of conductive hypothalamic cooling. American Journal of Physiology **197**, 145-148.

FRUHSTORFER, H. (1996): Somatoviszeraler Schmerz. In: KLINKE, R. und SILBERNAGL, S. (Hrsg.): Lehrbuch der Physiologie. 2.Auflage, Thieme, Stuttgart, S. 551-552.

GALE, C. C., JOBIN, M., PROPPE, D. W., NOTTER, D., FOX, H. (1970): Endocrine thermoregulatory responses to local hypothalamic cooling in unanesthetized baboons. American Journal of Physiology **219**, 193-201.

GILROY, B. A. (1992): Präanästhetische Untersuchung und Beurteilung des Patienten. In: PADDLEFORD, R., ERHARDT W. (Hrsg.): Anästhesie bei Kleintieren, Schattauer, Stuttgart, S. 13-14.

GISOLFI, C. V., OWEN, M. D., WALL, P. T., KREGEL, K. C. (1988): Effects of changing hypothalamic temperature on eccrine sweating in the patas monkey. Brain Research Bulletin **20**, 179-182.

GOLDBERG, L. I. (1958): Effect of Hypothermia on Contractility of the Intact Dog Heart. American Journal of Physiology **194** (1), 92-98.

GRÖSSLINGER, K., AUER, U., MOSING, M. (1999): Intraoperative Hypothermie bei Katzen: Vergleichende Untersuchung verschiedener Methoden der äußeren Wärmezufuhr. Wiener Tierärztliche Monatsschrift **86**, 372-377.

GRUNDMANN, U., BERG, K., STAMMINGER, U., JUCKENHOFEL, S., WILHELM, W. (1997): Vergleichende Untersuchung von Pethidin und Clonidin zur Prophylaxe des postoperativen Kältezitterns. Eine prospektive, randomisierte, plazebokontrollierte Doppelblindstudie. AINS - Anästhesiologie · Intensivmedizin · Notfallmedizin · Schmerztherapie **32** (1), 36-42.

GUSSAK, I., BJERREGAARD, P., EGAN, T. M., CHAITMAN, B. R. (1995): ECG Phenomenon Called the J Wave: History, Pathophysiology, and Clinical Significance. Journal of Electrocardiology **28** (1), 49-58.

HALE, F. A., ANTONY, J. M. G. (1997): Prevention of hypothermia in cats during routine oral hygiene procedures. The Canadian Veterinary Journal **38**, 297-299.

HALES, J. R. (1983): Thermoregulatory requirements for circulatory adjustments to promote heat loss in animals. Journal of Thermal Biology **8** (1-2), 219-224.

HANANIA, N. A., ZIMMERMANN, J. L. (1999): Accident hypothermia. Critical Care Clinics **15** (2), 235-249.

HASKINS, S. C. (1981): Hypothermia and Its Prevention During General Anesthesia in Cats. American Journal of Veterinary Research **42** (5), 856-861.

HASKINS, S. C. (1992): Die Überwachung des anästhesierten Patienten. In: PADDLEFORD, R., ERHARDT W. (Hrsg.): Anästhesie bei Kleintieren, Schattauer, Stuttgart, S. 157-188.

HENSEL, H. (1968): Spezifische Wärmeimpulse auds der Nasenregion der Katze. Pflügers Archiv: European Journal of Physiology **302**, 374-376.

HENSEL, H. (1985): Temperaturregulation. In: KEIDEL, W.-D. (Hrsg.): Kurzgefasstes Lehrbuch der Physiologie. 6. Auflage, Thieme, Stuttgart, 9.1 -9.13.

HENSEL, H., WITT, I. (1959): Spatial temperature gradient and thermoreceptor stimulation. Journal of Physiology **148**, 180-187.

HENSEL, H., WURSTER, R.D. (1969): Static behaviour of cold receptors in the trigeminal area. Pflügers Archiv: European Journal of Physiology **313** (2), 153-154.

HENSEL, H., ZOTTERMAN Y. (1951): Actions potentials of cold fibres and intracutaneous temperature gradient. Journal of Neurophysiology **14**, 377-385.

HERSCHMAN-HUNTINGTON, Z. (2004): Hypothermia- In the Operating Room and Beyond. Respiratory Care **49** (2), 158-159.

HOBBS, G. (2001): Complications during anaesthesia. In: AITKENHEAD, A. R., ROWBOTHAM, D. J., SMITH, G. (Hrsg.): Textbook of Anaesthesia. 4.Auflage, Churchill Livingstone, Edinburgh, 501-523.

HÖRNICKE, H. (1987): Thermophysiologie. In: WITTKE, G. (Hrsg.): Scheunert Arthur und Trautmann Alfred Lehrbuch der Veterinär-Physiologie. 7. Auflage, Parey, Berlin, S. 142-158.

HOLDCROFT, A., HALL, G. M., COOPER, G. M. (1979): Redistribution of body heat during anaesthesia. A comparison of halothane, fentanyl and epidural anaesthesia. Anaesthesia **34** (8) 758-764.

HOLMES, R. L., NEWMAN, P. P., WOLSTENCROFT, J. H. (1958): The distribution of carotid and vertebral blood in the brain of the cat. Journal of Physiology **140**, 236-246.

HORN, E. P., WERNER, C., SESSLER, D. I., STEINFATH, M., SCHULTE AM ESCH, J. (1997): Late Intraoperative Clonidine Administration Prevents Postanesthetic Shivering After Total Intravenous or Volatile Anesthesia. Anesthesia and Analgesia **84**, 613-617.

INSLER, S. R., SESSLER, D. I. (2006): Perioperative thermoregulation and temperature monitoring. Anesthesiology Clinics **24** (4), 823-837.

IMAI-MATSUMURA, K., NAKAYAMA, T. (1987): The central efferent mechanism of brown adipose tissue thermogenesis induced by preoptic cooling. Canadian Journal of Physiology and Pharmacology **65**, 1299-1303.

JACOBSON, F. H., SQUIRES, R. D. (1970): Thermoregulatory responses of the cat to preoptic and environmental temperatures. American Journal of Physiology **218**, 1575-1582.

JESSEN, C. (1996): Temperaturregulation und Wärmehaushalt. In: KLINKE, R. SILBERNAGL, S. (Hrsg.): Lehrbuch der Physiologie. 2.Auflage, Thieme, Stuttgart, S. 377.

JESSEN, C. (2000): Wärmebilanz und Temperaturregulation. In: ENGELHARDT, W. V., BREVES, G. (Hrsg.): Physiologie der Haustiere. Enke, Stuttgart, S. 468.

JOHNSON, R. F. (1985): Freerunning and entrained circadian rhythms in body temperature in the domestic cat. Biologican Rhythm Research **16** (1), 49-61.

JONES, H. D., McLARREN, C. A. B. (1965): Postoperative shivering and hypoxaemia after halothane, nitrous oxide and oxygen anaesthesia. British Journal of Anaesthesia **37**, 35-41.

JORIS, J., BANACHE, M., BENNET, F., SESSLER, D. I., LAMY, M. (1993): Clonidine and Ketanserin Both Are Effective Treatment for Postanesthetic Shivering. Anesthesiology **79** (3), 532-539.

KANOSUE, K., YANASE-FUJIWARA, M., HOSONO, T. (1994): Hypothalamic network for thermoregulation and vasomotor control. American Journal of Physiology **267**, 283-288.

KANOSUE, K., ZHANG, Y. H., YANASE-FUJIWARA, M., HOSONO, T. (1994): Hypothalamic network for thermoregulatory shivering. American Journal of Physiology **267**, 275-282.

KEMPAINEN, R. R., BRUNETTE, D. D. (2004): The evaluation and management of accidental hypothermia. Respiratory Care **49** (2), 192-205.

KIM, J.-S., IKEDA, T., SESSLER, D., TURAKHIA, M., JEFFREY, R. (1998): Epidural anesthesia reduces the gain and maximum intensity of shivering. Anesthesiology **88**, 851-857

KOLB, E. (1989): Die Regulation der Körpertemperatur, Lehrbuch der Physiologie der Haustiere. 5.Auflage, Fischer, Jena, S640-659.

KURZ, A. (1997): Intraoperative Hypothermie: Pathophysiologie und klinische Folgen. Wiener Klinische Wochenschrift **109**, 261-269.

KURZ, A., IKEDA, T., SESSLER, D. I., LARSON, M., BJORKSTEN, A. R. (1997): Meperidine decreases the shivering threshold twice as much as the vasoconstriction threshold. Anesthesiology **86**, 1046-1054.

KURZ, A., PLATTNER, O., SESSLER, D. I., HUEMER, G., REDL, G. (1993): The threshold for thermoregulatory vasoconstriction during nitrous oxide/ isoflurane anesthesia is lower in elderly than in young patients. Anesthesiology **79**, 465-469.

KURZ, A., SESSLER, D. I., LENHARDT, R. (1996): The study of wound infection and, for temperature group, perioperative normothermia to reduce the incidence of surgical-wound infection and shorten hospitalization. The New England Journal of Medicine **334** (19), 1209-1216.

LENHARDT, R., MARKER, E., GOLL, V., TSCHERNICH, H., KURZ, A., SESSLER, D., NARZT, E., LACKNER, F. (1997): Mild Intraoperative Hypothermia Prolongs Postanestetic Recovery. Anesthesiology **87** (6), 1318- 1323.

LESLIE, K., SESSLER, D. I. (1996): Reduction in the Shivering Threshold Is Proportional to Spinal Block Height. Anesthesiology **84** (6), 1327-1331.

LOCKWOOD, G. G., SAPSED-BYRNE, S. M., SMITH, M. A. (1997): Effect of temperature on the solubility of desflurane, sevoflurane, enflurane and halothane in blood. British Journal of Anaesthesia **79** (4), 517-520.

LUKOSHKOVA, E. V. (1975): Conduction velocity and excitability of A and C fibers of cat mesenteric nerves. Neurophysiology **7** (3), 211-217.

MACHON, R.G., RAFFE, M. R., ROBINSON, E. P. (1999): Warming with a Forced Air Warming Blanket minimizes anesthetic-induced hypothermia in cats. Veterinary Surgery **28** (4), 301-310.

MACINTYRE, P. E., PALVIN, E. G., DWERSTEG, J. F. (1987): Effect of Meperidine on Oxygen Consumption, Carbon Dioxide Production and Respiratory Gas Exchange in Postanesthesia Shivering. Anesthesia and Analgesia **66**, 751-755.

MAHAJAN, R. P., GROVER, V. K., SHARMA, S. L., SINGH, H. (1987): Intraocular pressure changes during muscular hyperactivity after gereral anesthesia. Anesthesiology **66**, 419-421.

MALLET, M. L. (2002): Review: Pathophysiology of accidental hypothermia. QJM An International Journal of Medicine **95**, 775-785.

MATSUKAWA, T., HANAGATA, K., OZAKI, M., IWASHITA, H., KOSHIMIZU, M., KUMAZAWA, T. (1997): I.m. midazolam as premedication produces a concentration-dependent decrease in core temperature in male volunteers. British Journal of Anaesthesia **78** (4), 396-399.

MATTU, A., BRADY, W. J., PERRON, A. D. (2002): Electrocardiographic manifestations of hypothermia. American Journal of Emergency Medicine **20**, 314-326.

MEGARBANE, B., AXLER, O., CHARY, I., POMPIER, R., BRIVET, F. G. (2000): Hypothermia with indoor occurrence is associated with a worse outcome. Intensive Care Medicine **26**, 1843-49.

MICHELSON, A. D., McGREGOR, H., BARNARD, M. R., KESTIN, A. S., ROHRER, M. J., VALERI, C. R. (1994): Reversible inhibition of human platelet activation by hypothermia in vivo and in vitro. Thrombosis and Haemostasis **71** (5), 663-640.

MODIG, J., MALMBERG, P., KARLSTROM, G. (1980): Effect of epidural versus general anesthesia on calf blood flow. Acta Anaesthesiologica Scandinavica **24**, 305-309.

MOHTA, M., KUMARI, N., TYAGI, A., SETHI, A. K., AGARWAL, D., SINGH, M. (2009): Tramadol for prevention of postanaesthetic shivering: a randomised double-blind comparison with pethidine. Anaesthesia **64**, 141-146.

MORRIS R. H. (1971): Influence of Ambient Temperature on Patient Temperature During Intraabdominal Surgery. Annals of Surgery **173**, 230-233.

MOYER, J. H., MORRIS, G., DEBAKEY, M. E. (1957): Hypothermia: effect on renal hemodynamics and on excretion of water and electrolytes in dog and man. Annals of Surgery **145**, 26-40.

MUIR, W. W. (1993): Inhalationsanästhetika. In: MUIR, W. W., HUBBELL J. A. E., SKARDA, R. T. (Hrsg.): Veterinäranästhesie, Schattauer, Stuttgart, S. 76.

MUIR, W. W., deMORAIS, H. S. A. (1996): Acid-base balance: Traditional and modified approches. In: THURMON, J. C., TRANQUILLI, W. J., BENSON, G. J. (Hrsg.): Lumb & Jones, Veterinary Anesthesia, 3.Auflage, Williams and Wilkins, Baltimore, S. 562.

MUTOH, T., SHIBATA, S., KORF, H.-W., OKAMURA, H. (2003): Melatonin modulates the light-induced symphathoexcitation and vagal suppression with participation of the suprachiasmatic nucleus in mice. Journal of Physiology **547**, 317-332.

OKADA, M. (1984): The cardiac rhythm in accidental hypothermia. Journal of Electrocardiology **17**, 123-128.

ONCKEN, A. K., KIRBY, R., RUDOLFF, E. (2001): Hypothermia in critically ill dogs and cats. Compendium Continuing Education for Veterinarians **23** (6), 506-521.

OPHOFF, A. (2003): Klinische Untersuchung zur Inzidenz von postoperativem Shivering und Übelkeit nach Remifentanilgabe. Diss., Fachber. Medizin, Universität München.

OPSOMMER, E., MASQUELIER, L., PLAGHKI, L. (1999): Determination of nerve conduction velocity of C-fibres in humans from thermal thresholds to contact heat (thermode) and from evoked brain potentials to radiant heat. Neurophysiologie Clinique **29**, 411-422.

ORTS, A., ALCARAZ, C., DELANEY, K. A. (1992): Brethylium tosylate and electrically induced cardiac arrhthmias during hypothermia in dogs. American Journal of Emergency Medicine **10**(4), 311-316.

PANOSSIAN, C., SIMOES, C. M., MILANI, W. R., BARANAUSKAS, M. B., MARGARIDO, C. B. (2008): The intraoperative use of warming blankets in patients undergoing radical prostatectomy is related with a reduction in post-anesthetic recovery time. Revista Brasileira de Anestesiologia **58**, 220-226.

PAUL, J., CORNILLON, B., BAGUET, J., DUREAU, G., BELLEVILLE, J. (1981): In vivo release of a heparin-like factor in dogs during profound hypothermia. The Journal of Thoracic Cardiovascular Surgery **82**, 45-48.

PENZLIN, H. (1996): Das „innere Milieu" und seine Regulation (Homöostase), Lehrbuch der Tierphysiologie. 6. Auflage, Fischer, Jena, S. 366- 378.

PENZLIN, H. (2007a): Temperatur: Adaption und Regulation, Lehrbuch der Tierphysiologie. 7. Auflage, Elsevier, München, S. 445-474.

PENZLIN, H. (2007b): Thermorezeption, Lehrbuch der Tierphysiologie. 7. Auflage, Elsevier, München, S. 833-835.

PIETSCH, A. P., LINDENBLATT, N., KLAR, E. (2007): Perioperative Hypothermie, Beeinflussung der Wundheilung. Der Anästhesist **56**, 936-939.

POLDERMAN, K. H. (2009): Mechanisms of action, physiological effects, and complications of hypothermia. Critical Care Medicine **37**, 186-202.

POTTIE, R. G., DART, C. M., PERKINS, N. R., HODGSON, D. R. (2007): Effect of hypothermia on recovery from general anaesthesia in the dog. Australian Veterinary Journal **85** (4), 158-162.

POWER, I., KAM, P. (2001): Principles of physiology for the anaesthetist. Arnold, New York, S. 327.

RAJAGOPLAN, S., MASCHA, E., SESSLER, D. I. (2008): The effects of mild perioperative hypothermia on blood loss and transfusion requirement. Anesthesiology **108**, 71-77.

REGAN, M. J., EGER, E. (1966): Ventilatory Responses to Hypercapnia and Hypoxia at Normothermia and Moderate Hypothermia During Constant-Depth Halothane Anesthesia. Anesthesiology **27** (5), 624-633.

REGAN, M. J., EGER, E. (1967): Effect of Hypothermia in Dogs on Anesthetizing and Apneic Doses of Inhalation Agents: Determination of the Anesthetic Index (Apnea/MAC). Anesthesiology **28** (4), 689-700.

REULER, J. B. (1978): Hypothermia: pathophysiology, clinical settings, and management. Annals of Internal Medicine **89**, 519-527.

RICQUIER, D., CASTEILLA, L., BOUILLAUD, F. (1991): Molecular studies of the uncoupling protein. The Journal of the Federation of American Society for Experimental Biology **5**, 2237-2242.

ROBERTSHAW, D., TAYLOR, C. R. (1969): A comparison of sweat glands activity in eight species of east african bovides. Journal of Physiology **203**, 135-143.

ROE, C. F. (1971): Effect of bowel exposure on bodytemperature during surgical operations. The American Journal of Surgery **122** (1), 13-15.

ROHRER, M., NATALE, A. (1992): Effect of hypothermia on the coagulation cascade. Critical Care Medicine **20** (10), 1402- 1405.

SCHÄFER, M., KUNITZ, O. (2002): Postoperatives Shivering. Der Anästhesist **51**, 768-783.

SCHERER, R. (1997): Intraoperative Wärmekonservierung: Viel Lärm um heiße Luft? Der Anästhesist **46**, 81-90.

SCHMIDT, J. H., WEYLAND, W., FRITZ, U., BRAUER, A., RATHGEBER, J., BRAUN, U. (1996): Experimentelle Untersuchung zur Effektivität verschiedener Infusions- und Blutwärmeverfahren. Der Anästhesist **45** (11), 1067-1074.

SCHMIDT-NIELSEN, K., BRETZ, W., TAYLOR, R. (1970): Panting in dogs: Unidirectional air flow over evaporative surfaces. Science **169**, 1102-1104.

SCHMIED, H., KURZ, A., SESSLER, D. I., KOZEK, S., REITER, A. (1996): Mild hypothermia increases blood loss and transfusion requirements during total hip arthroplasty. The Lancet **347**, 289-292.

SCHNOOR, J., WEBER, I., MACKO, S., HEUSSEN N., ROSSAINT, R. (2006): Heating capabilities of the Hotline® and Autoline® at low flow rates. Pediatric Anesthesia **16**, 410-416.

SCHOSER, G., MESSMER, M. (1999): Perioperative Hypothermie. Der Anästhesist **48**, 931-943.

SELL, H., DESHAIES, Y., RICHARD, D. (2004): The brown adipocyte: update on its metabolic role. The International Journal of Biochemistry and Cell Biology **36**, 2098-2104.

SESSLER, D. I. (1993): Perianesthetic thermoregulation and heat balance in humans. The Journal of the Federation of American Society for Experimental Biology **7**, 638-644.

SESSLER, D. I. (1994): Temperature Monitoring. In: MILLER, R. D. (Hrsg.). Anesthesia. Volume 1, 4. Auflage, Churchill Livingston, New York, S. 1363-1382.

SESSLER, D. I. (1997): Concurrent Concepts: Mild Perioperative Hypothermia. New England Journal of Medicine **336**(24), 1730-1737.

SESSLER, D. I. (2000): Perioperative heat balance. Anesthesiology **92** (2), 578-596.

SESSLER, D. I. (2005): Temperature Monitoring. In MILLER, R. D. (Hrsg): Miller´s Anesthesia. Volume 1, 6.Auflage, Elsevier, Philadelphia, S. 1571-1597.

SESSLER, D. I., PONTE, J. (1990): Shivering during epidural anaesthesia. Anesthesiology **72** (5), 816-821.

SOMERKOSKI, M. (2008): Ausmaß der Hypothermie und Hypothermieprävention bei Hunden in Allgemeinnarkose. Evaluation eines Infusionswärmers aus der Humanmedizin als Wärmekonzept beim Kleintier. Diss., Fachber. Vet. Med., Freie Universität Berlin.

STOEN, R., SESSLER, D. I. (1990): The thermoregulatory threshold is inversely proportional to isoflurane concentration. Anesthesiology **72** (5), 822-827.

STONEHAM, M. D., SQUIRES, S. J. (1992): Prolonged resuscitation in acute deep hypothermia. Anaesthesia **47** (9), 784- 788.

TAGUCHI, A., KURZ, A. (2005): Thermal management of the patient: where does the patient lose and/or gain temperature? Current Opinion in Anaesthesiology **18**, 632-639.

TAKEUCHI, K., SUZUKI, K., ARAKI, H., MIZOGUCHI, H., SUGAMOTO, S., UMDEDA, M. (1999): Roles of endogenous prostaglandins and nitric oxide in gastroduodenal ulcerogenetic responses induced in rats by hypothermic stress. Journal of Physiology- Paris **93**, 423-431.

TALKE, P., TAYEFEY, F., SESSLER, D. I., JEFFREY, R., NOURSALEHI, M., RICHARDSON, C. (1997): Dexmedetomidine Does Not Alter the Sweating Threshold, But Comparably and Linearly Decreases the Vasoconstriction and Shivering Thresholds. Anesthesiology **87**, 835-841.

TANDER, B., BARIS, S., KARAKAYA, D., ARITURK, E., RIZALAR, R., BERNAY, F. (2005): Risk factors influencing inadvertent hypothermia in infants and neonates during anesthesia. Pediatric Anesthesia **15**, 574-579.

THOMPSON-TORGERSON, C. S., HOLOWATZ, L. A., KENNEY, W. L. (2008): Altered mechanisms of thermoregulatory vasoconstriction in aged human skin. Exercise and Sport Science Reviews **36**, 122-127.

TOYOTA, K., SAKURA, S., SAITO, Y., OZASA, H., UCHIDA, H. (2004): The effect of preoperative administration of midazolam on the development of intra-operative hypothermia. Anaesthesia **59**, 116-121.

TÜNSMEYER, J. (2007): Verarbeitetes Elektroenzephalogramm (Narcotrend®) als zusätzliches Monitoring der Anästhesietiefe bei Hunden unter Inhalationsanästhesie. Diss., Fachber. Vet. Med., Tierärztliche Hochschule Hannover.

VALE, R. J. (1973): Temperature regulation. A symposium on the use of induced hypothermia, the importance of normothermia in the surgical period and malignant hyperthermia. Anaesthesia **28** (3), 236-252.

VALLEY, M. A., BOURKE, D. L., HAMILL; M. P., SRINIVASA, N. R. (1993): Time course of sympathetic blockade during epidural anesthesia:Laser doppler flowmetry studies of regional skin perfusion. Anesthesia and Analgesia **76**, 289-294.

VANDERSTAPPEN, I., VANDERMEERSCH, E., VANACKER, B., MATTHEUSSEN, M., HERIJGERS, P., van AKEN, H. (1996): The effect of prophylactic clonidine on postoperative shivering. A large prospective double-blind study. Anaesthesia **51** (4), 351-355.

VITEZ T. S., WHITE P. F., EGER E. I. II. (1974): Effects of hypothermia on halothane MAC and isoflurane MAC in the rat. Anesthesiology **41**, 80-81.

WATERMAN, A. (1975): Accidental hypothermia during anaesthesia in dogs and cats. The Veterinary Record **96**, 308-313.

WERLHOF, V. (1996): Hotline Fluid Warming Fails to Maintain Normothermia. Anesthesiology **84** (6), 1520-1521.

WESTERTERP-PLATENGA, M. S., WOUTERS, L., TEN HOOR, F. (2003): Deceleration in cumulative food intake curves, changes in body temperature and diet-induced thermogenesis. Physiology and Behavior **48** (6), 831-836.

WEYLAND, W., HINTZENSTERN, U. (1999): Infusionswärmeverfahren. In: Hintzenstern U. (Hrsg.): Lightfaden Infusionspraxis. 2. Auflage, Fischer, Stuttgart, S. 61-66.

WRENN, T. R., BITMAN, J., SYKES, J. F. (1958): Body temperature variations in dairy cattle during the estrous cycle and pregnancy. Journal of Dairy Science **41**, 1071-1076.

WONG, K.C. (1983): Physiology and pharmacology of hypothermia. The Western Journal of Medicine **138** (2), 227- 232.

WONG, C.-S., CHEN, K.-C., WANG, T.-L. (2004): Clinical aspects of hypothermia. Annual Disaster Medicine **2** (l2), 69-79.

WYLIE, W. D., CHURCHILL-DAVIDSON, H. C. (1972): A Practice of Anaesthesia. 3.Auflage, Lloyd-Luke, London, S. 1271.

XIAO, H., REMICK, D. G. (2005): Correction of perioperative hypothermia decreases experimental sepsis mortality by modulating the inflammatory response. Critical Care Medicine **33** (1), 161-167.

YOSHIDA, M., SHIBATA, K., ITOH, H., YAMAMOTO, K. (2001): Cardiovascular Responses to the Induction of Mild Hypothermia in the Presence of Epidural Anesthesia. Anesthesiology **94** (4), 678-682.

ZHAO, J., LUO, A.-L., XU, L., HUANG, Y.-G. (2005): Forced-air warming and fluid warming minimize core hypothermia during abdominal surgery. Chinese Medical Sciences Journal **20**, (4), 261-264.

Literatur aus dem World Wide Web (www):

KANZOW-BLEYL, M., KRÜGER, R: Management der perioperativen Hypothermie.
http://www.tu-dresden.de/medikai/989901.pdf
Accessed: 2008-09-09

KO, J: Perioperative hypothermia management in dogs and cats.
http://www.dvmnewsmagazine.com
Accessed: 2007-09-25

STANGL, W: Biologische Rhythmen
http://www.stangl-taller.at/ARBEITSBLAETTER/GEDAECHTNIS/Biorhythmen.shtml Accessed: 2010-03-09

http://www.medical.philips.com
Accessed: 2006-08-21

http://www.medizininfo.de/hautundhaar/anatomie/rezeptor.htm
Accessed: 2010-03-09

Anhang

Katzen (n=15)	T0	T20	T40	T60	ΔT
M1	38,0	38,3	37,3	37,1	-0,9
M2	38,8	38,9	37,9	37,7	-1,1
M3	38,4	38,1	37,3	36,3	-2,1
M4	39,1	38,7	37,8	37,7	-1,4
M5	38,4	38,3	37,9	37,2	-1,2
M6	38,3	38,0	37,7	37,8	-0,5
M7	38,4	38,4	37,7	36,9	-1,5
M8	38,5	38,6	38,4	37,9	-0,6
M9	38,3	38,8	38,6	37,9	-0,4
M10	39,2	39,2	38,7	38,4	-0,8
M11	38,9	39,2	39,3	39,3	0,4
M12	38,3	38,3	38,1	37,7	-0,6
M13	38,2	38,6	37,8	36	-2,2
M14	38,4	38,3	37,3	36,8	-2,4
M15	38,7	38,4	37,8	38,1	-0,6
MW	**38,53**	**38,54**	**37,97**	**37,52**	**-1,1**

Tab.A1: Gruppe M: Verlauf der inneren Körpertemperatur in °C zu den Messpunkten T0, T20, T40 und T60

MW=Mittelwert, ΔT=Temperaturabfall in °C

Katze (n=15)	T0 (%)	T20 (%)	T40 (%)	T60 (%)
M1	100	100,8	98,2	97,6
M2	100	100,3	97,7	97,2
M3	100	99,2	97,1	94,5
M4	100	99,0	96,7	96,4
M5	100	99,7	98,7	96,9
M6	100	99,2	98,4	98,7
M7	100	100,0	98,2	96,1
M8	100	100,3	99,7	98,4
M9	100	101,3	100,8	99,0
M10	100	100,0	98,7	98,0
M11	100	100,8	101,0	101,0
M12	100	100,0	99,5	98,4
M13	100	101,0	99,0	94,2
M14	100	99,7	97,1	95,8
M15	100	99,2	97,7	98,4
MW ±SD	**100 ±0,00**	**100,03 ±0,72**	**98,57 ±1,28**	**97,37 ±1,79**

Tab. A2: Gruppe M: innere Körpertemperatur in Prozent der AusgangstemperaturT0 zu den Messpunkten T20, T40 und T60; T0=100%

MW: Mittelwert, SD: Standardabweichung

Katzen (n=15)	T0	T20	T40	T60	ΔT
O1	38,4	37,6	36,8	35,9	-2,5
O2	38,3	38	37,6	37,2	-1,1
O3	38,4	38,5	37,1	36,2	-2,2
O4	38,5	38,1	37,7	37,6	-0,9
O5	39,3	39,2	38,5	37,2	-2,1
O6	38,3	38,1	37,8	37,2	-1,1
O7	38,6	38	37,3	36,5	-2,1
O8	38,6	38,8	38,4	38,1	-0,5
O9	39,1	39,1	38,7	38,2	0,9
O10	38,5	38,8	39	38,6	0,1
O11	38,9	38,9	38,1	37,6	-1,3
O12	39,3	39,2	38,6	37,9	-1,4
O13	38,9	38,2	37,9	37,7	-1,2
O14	38,7	37,9	36,8	35,9	-2,8
O15	39,3	38,3	37,1	36,5	-2,8
MW	**38,7**	**38,5**	**37,82**	**37,22**	**-1,4**

Tab. A3: Gruppe O: Verlauf der inneren Körpertemperatur in °C zu den Messpunkten T0, T20, T40 und T60

MW=Mittelwert, , ΔT=Temperaturabfall in °C

Katze (n=15)	T0 (%)	T20 (%)	T40 (%)	T60 (%)
O1	100	97,9	95,8	93,5
O2	100	99,1	98,2	97,1
O3	100	100,3	96,6	94,3
O4	100	99,0	97,9	97,7
O5	100	99,7	98,0	94,7
O6	100	99,5	98,7	97,1
O7	100	98,4	96,6	94,6
O8	100	100,5	99,5	98,7
O9	100	100,0	99,0	97,7
O10	100	100,7	101,3	100,3
O11	100	100,0	97,9	96,7
O12	100	99,7	98,2	96,4
O13	100	98,2	97,4	96,9
O14	100	97,9	95,1	92,8
O15	100	97,5	94,4	92,9
MW ±SD	**100 ±0,00**	**99,23 ±1,03**	**97,64 ±1,76**	**96,09 ±2,20**

Tab. A4: Gruppe O: innere Körpertemperatur in Prozent der Ausgangstemperatur T0 zu den Messpunkten T20, T40 und T60; T0=100%

MW: Mittelwert, SD: Standardabweichung

	T0 (%)	T20 (%)	T40 (%)	T60 (%)
Gruppe M (n=15)	100± 0,00	100,03 ±0,72	98,57 ±1,28	97,37 ±1,79
Gruppe O (n=15)	100 ±0,00	99,23 ±1,03 *	97,64 ±1,76 *	96,09 ±2,20 *

Tab. A5: Mittelwerte und Standardabweichungen der inneren Körpertemperatur in Prozent der Ausgangstemperatur T0 der Gruppe M und Gruppe O zu den Messpunkten T0, T20, T40 und T60; T0=100%

*signifikanter Unterschied zu Gruppe M

	T0 (%)	T20 (%)	T40 (%)	T60 (%)
RTG$_{20-23°C}$				
Gruppe M (n=3)	100 ±0,00	99,83 ±0,57	98,10 ±1,25	96,70 ±2,00
Gruppe O (n=3)	100 ±0,00	98,77 ±0,81	97,33 ±0,70	95,40±1,30
RTG$_{23-26°C}$				
Gruppe M (n=8)	100 ±0,00	99,90 ±0,76	98,13± 0,97	96,95 ±1,59
Gruppe O (n=10)	100 ±0,00	99,16 ±1,09	97,44 ±1,99	95,88 ±2,43
RTG$_{26-29°C}$				
Gruppe M (n=3)	100 ±0,00	100,60 ±0,82	100,17 ±1,77	98,97 ±2,05
Gruppe O (n=1)	100	100,50	99,50	98,70
RTG$_{29-32°C}$				
Gruppe M (n=1)	100	100	98,70	98,00
Gruppe O (n=1)	100	100	99,00	97,70

Tab. A6: Mittelwerte und Standardabweichungen der inneren Körpertemperatur in % von T0 zu den Messpunkten T20, T40 und T60 der Katzen der Gruppe M und Gruppe O der jeweiligen Raumtemperaturgruppe (RTG)

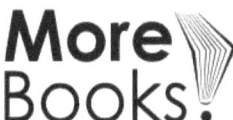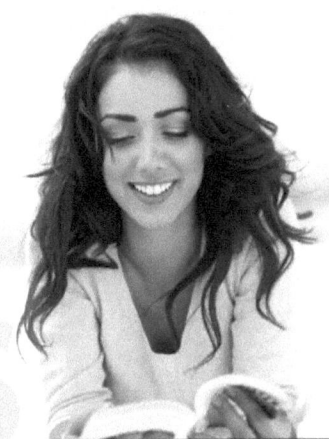

I want morebooks!

Buy your books fast and straightforward online - at one of world's fastest growing online book stores! Environmentally sound due to Print-on-Demand technologies.

Buy your books online at
www.morebooks.shop

Kaufen Sie Ihre Bücher schnell und unkompliziert online – auf einer der am schnellsten wachsenden Buchhandelsplattformen weltweit! Dank Print-On-Demand umwelt- und ressourcenschonend produziert.

Bücher schneller online kaufen
www.morebooks.shop

KS OmniScriptum Publishing
Brivibas gatve 197
LV-1039 Riga, Latvia
Telefax: +371 686 204 55

info@omniscriptum.com
www.omniscriptum.com

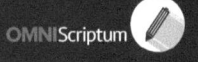

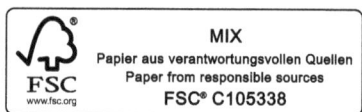

Printed by Books on Demand GmbH, Norderstedt / Germany